ANTHROPOLOGIE

OU ÉTUDE DES

ORGANES, FONCTIONS, MALADIES

DE

L'HOMME ET DE LA FEMME

ANATOMIE, PHYSIOLOGIE, HYGIÈNE, PATHOLOGIE ET THÉRAPEUTIQUE

PAR ANTONIN BOSSU,

Docteur en Médecine de la Faculté de Paris, Médecin de l'infirmerie de Marie-Thérèse, auteur du *Nouveau Compendium médical* à l'usage des Médecins praticiens; etc.

Troisième édition.

REVUE, CORRIGÉE ET AUGMENTÉE.

2 forts volumes in-8° compactes, avec atlas de vingt planches d'Anatomie, dessinées par Léveillé, gravées sur acier et accompagnées de notes explicatives en regard.

PROSPECTUS.

Le but de l'auteur, en publiant cet ouvrage, a été de réunir et de classer dans leur ordre logique et naturel les éléments constitutifs de la science de l'homme, et de faire un cours complet de médecine à l'usage de tous ceux qui, dans un but quelconque, s'occupent d'études physiologiques et pathologiques.

Ce travail, en effet, non seulement embrasse toutes les connaissances dont se compose le savoir du médecin, mais encore les rend faciles et attrayantes pour tout le monde. L'*Anatomie*, la *Physiologie*, l'*Hygiène* TOUT ENTIÈRE, la *Pathologie* et la *Thérapeutique générales* sont contenues dans le

ANATOMIE DESCRIPTIVE

DU CORPS HUMAIN

SUIVIE D'UN PRÉCIS

D'ANATOMIE DES FORMES.

A L'USAGE DES GENS DU MONDE ET DES ARTISTES,

PAR ANTONIN **BOSSU**,

Docteur en médecine de la Faculté de Paris, Médecin de l'infirmerie de Marie-Thérèse, auteur de l'*Anthropologie* et du *Nouveau Compendium Médical*; etc.

AVEC VINGT PLANCHES GRAVÉES SUR ACIER, DONT LES DESSINS SONT DUS AU CRAYON D'UN ARTISTE-ANATOMISTE HABILE, M. LÉVEILLÉ, ÉLÈVE DE M. JACOB.

PARIS,

CHEZ L'AUTEUR, RUE DE SEINE, 31.

ET CHEZ TOUS LES LIBRAIRES.

PRIX : 5 fr.; et 10 fr. avec pl. coloriées. — Par la poste, contre un mandat de 5 fr. 50 ou de 10 fr. 50 à l'ordre de l'Auteur.

1849

PRÉFACE.

Voici un livre que tout le monde peut et doit se procurer; il s'adresse à ceux qui jugent que la connaissance du corps est digne d'orner l'esprit, qui cherchent à comprendre le merveilleux mécanisme de l'organisation humaine, ou qui se livrent aux arts d'imitation.

Ce n'est pas le plus volumineux de ceux de son genre, mais c'est le plus complet et le moins cher. Pour s'en convaincre il suffit de jeter un coup d'œil sur les catalogues : on y trouve en effet ou des volumes sans planches, ou des figures sans textes, ou enfin de simples descriptions des os et des muscles, et chacun de ces traités incomplets coûte plus que celui-ci, qui cependant réunit l'Anatomie descriptive, un précis d'Anatomie artistique et vingt Planches gravées et annotées, représentant tous les organes.

Ce qui explique la modicité de son prix, c'est que ce travail a été composé pour un ouvrage beaucoup plus important dont il n'est qu'une partie détachée : Je veux parler de l'*Anthropologie*, qui contient en outre la Physiologie, l'Hygiène, la Pathologie et la Thérapeutique, et dont je viens de publier la troisième édition.

Ce n'est pas le lieu de parler de cette Encyclopédie, mais je dois prévenir le lecteur que, s'il désire poursuivre des études dont il entrevoit l'intérêt et l'utilité en étudiant l'Anatomie, il pourra s'en procurer les deux volumes, quand il voudra, sans que l'ouvrage, que les planches de ce livre complètent, lui coûte plus cher que s'il l'avait acheté tout entier dès le principe.

Quoique l'Anatomie descriptive renferme implicitement l'Anatomie des formes, j'ai cru cependant devoir donner un précis de cette dernière, afin de résumer, de coordonner les connaissances acquises et de les mieux graver dans la mémoire. J'avais d'ailleurs à indiquer les proportions des diverses parties du corps, ce qui est très important pour les peintres et les statuaires, et ne pouvait trouver place dans un autre endroit.

ANATOMIE DESCRIPTIVE

DU CORPS HUMAIN

SUIVIE D'UN PRÉCIS

D'ANATOMIE DES FORMES.

L'ANATOMIE est la science de l'organisation. Ce mot, qui vient de ανα, *singulatim*, et τομη, section, signifie proprement dissection; mais il désigne généralement l'étude ou la connaissance du nombre, de la forme, de la situation, de la structure, des connexions, en un mot, de toutes les qualités apparentes des corps organisés. Et de même qu'on distingue ces corps en végétaux et en animaux, l'anatomie se distingue elle-même en *végétale* et en *animale*.

L'anatomie animale, considérée sous son point de vue général, s'appelle *zootomie*. On lui donne le nom d'*anthropotomie*, ou tout simplement d'*anatomie*, quand il s'agit de l'étude de l'homme. On la distingue en *normale* ou *physiologique*, lorsquelle s'occupe des organes à l'état sain ; en *morbide* ou *pathologique*, quand elle a pour but de rechercher ou de décrire les altérations organiques.

Au premier examen, le corps de l'homme présente une grande simplicité; une partie supérieure, sphérique, où siége une force directrice ; une masse centrale dans laquelle nombre d'appareils préparent et distribuent l'aliment commun, et quatre prolongements mobiles soumis au service général, voilà ce qui compose l'ensemble, rappelant en quelque sorte une société bien organisée où l'on trouve une direction sage et éclairée (cerveau), une classe nombreuse de travailleurs (organes intérieurs) et une garde vigilante (sens et membres). Mais si l'on pénètre dans l'intérieur de l'édifice, si, comme pour surprendre les secrets de la vie, l'on arrive aux minutieux détails du mécanisme, alors on se sent pris d'une admiration d'autant plus grande que l'on pousse plus loin ses recherches et que l'harmonie qui règne entre tant d'actions diverses paraît plus parfaite et plus incompréhensible.

Cependant quelque nombreuses et variées qu'elles soient, les fonctions qui s'accomplissent dans l'homme peuvent être rangées dans deux classes, suivant qu'elles concourent à la conservation de l'individu ou à la propagation de l'espèce.

La conservation de l'individu repose sur le jeu d'une série d'organes qui forment eux-mêmes deux catégories, auxquelles correspondent deux vies distinctes : premièrement la *vie de relation*, au moyen de laquelle l'homme se met en rapport avec tous les êtres vivants ; en second lieu la *vie de nutrition*, qui assure l'entretien et l'accroissement du corps.

La propagation de l'espèce est confiée à un système d'organes particulier, auquel se rattache une série de *fonctions* dites de *reproduction.*

Établissant donc la classification des organes sur cette triple distinction des fonctions, nous aurons à étudier :

1° Les organes de relation ;

2° Les organes de nutrition ;

3° Les organes de reproduction (1).

---

(1) Cette division se répète dans les cinq parties de l'Anthropologie. Ainsi, après l'*anatomie*, vient la *physiologie*, c'est-à-dire l'étude des fonctions de relation, de nutrition et de reproduction. Se présentent ensuite, dans l'*hygiène*, les influences qui s'exercent sur les fonctions de relation, de nutrition et de génération. La *pathologie* décrit les maladies des organes de relation, des organes de nutrition et des organes de reproduction. Quant à la thérapeutique, outre l'exposé du traitement propre à chaque affection, elle énumère dans un dictionnaire tous les médicaments, en indiquant leurs propriétés, doses et modes d'administration. Par conséquent la machine humaine est étudiée sur toutes ses faces, non seulement dans l'ensemble, mais encore dans chaque partie prise isolément, non seulement à l'état normal, mais encore dans l'état de maladie. Et qu'on ne dise pas que cette étude ne joint pas l'*agréable à l'utile :* elle est attachante au contraire autant qu'une action dramatique. En effet, l'anatomie (premier acte) met en scène des personnages représentés par les organes ; la physiologie (deuxième acte) fait connaître le caractère, le rôle de chacun de ces personnages ; l'hygiène (troisième acte) rend compte des causes, des passions qui les agitent, troublent leur harmonie ; dans la pathologie (quatrième acte), on voit les effets de ces agitations, de ces troubles divers ; enfin la thérapeutique (cinquième acte) conduit au dénouement qui a lieu soit par le retour à l'harmonie, à la paix, soit par la destruction ou la mort.

Avant d'aborder les détails que présente le magnifique tableau de la nature humaine, nous avons exposé, dans l'*Anthropologie*, quelques considérations générales sur les corps de la nature, sur leurs caractères distinctifs, leur composition ; sur les principes immédiats des corps organisés ; sur les divers tissus, etc.; mais ici, ces notions nous paraissant peu utiles, nous nous bornerons à en rappeler le court résumé que voici :

Les corps sont simples ou composés, suivant qu'ils sont constitués par une seule et même substance et indécomposables, ou qu'ils sont formés d'un nombre variable de corps simples que l'on peut désunir. Excepté cinquante-six corps que l'on regarde comme simples, tous les autres sont composés. — Les corps sont *inorganiques* ou *organisés*, suivant qu'ils sont homogènes, semblables à eux-mêmes dans toutes leurs parties, ou qu'ils renferment des parties dissemblables dont les éléments sont toujours en mouvement. — Les corps organisés se distinguent en *végétaux* et en *animaux*. Ils n'ont pas le même nombre d'éléments : les végétaux n'en contiennent que quatre ou cinq : l'oxygène, l'hydrogène, le carbone, l'azote ; les animaux huit ou dix, quinze ou seize même, en comptant les substances calcaires répandues dans les os. — Sans aller jusqu'à la décomposition complète, les corps organisés présentent des substances composées, mais distinctes par certains caractères fixes, appelées *principes immédiats*. Ces principes sont composés d'oxygène, d'hydrogène, d'azote et de carbone, mais ils diffèrent dans les végétaux et les animaux en ce que les premiers ont pour base de leur composition le carbone, et les seconds l'azote. — Abstraction faite de tous ces éléments, on trouve, au premier examen, des *liquides* et des *solides* dans les corps organisés. Les liquides sont dans la proportion de neuf à un environ, et les solides présentent, dans leur contexture, onze tissus principaux. — Les *tissus* forment les *organes* ; ceux-ci, les *appareils* ; enfin les tissus considérés dans leur ensemble constituent les *systèmes*.

Nous venons de dire qu'il entre dans la composition des organes et appareils onze tissus principaux. En voici les noms et la classification.

1° Tissu cellulaire.
2° Tissu osseux.

3° Tissu fibreux . . . . . . { Aponévrotique. Ligamenteux. Périostique. Cartilagineux. Tendineux. Dermique.

4° Tissu musculaire	Musculaire volontaire. Musculaire involontaire.
5° Tissu nerveux	Cérébro-spinal. Ganglionaire.
6° Tissu vasculaire	Artériel. Veineux. Lymphatique
7° Tissu érectile.	
8° Tissu muqueux.	
9° Tissu séreux.	
10° Tissu parenchymateux . . .	Parenchymateux. Glandulaire.
11° Tissu corné	Corné. Pileux. Epidermique.

Nous indiquerons les caractères de chacun de ces tissus au fur et à mesure qu'ils se présenteront à notre étude. — Commençons donc la description des organes.

PREMIÈRE CLASSE D'ORGANES.

ORGANES DE RELATION.

L'homme se met en relation ou établit des rapports avec les objets environnants, à l'aide d'organes très nombreux et très importants, dont nous formerons trois sections : 1° les organes de la locomotion ; 2° les organes de la phonation ou du langage articulé ; 3° les organes des sensations et de l'intelligence.

ORGANES DE LA LOCOMOTION.

La locomotion est la faculté que nous possédons de nous transporter d'un lieu à un autre et d'exécuter des mouvements. Elle a pour instruments spéciaux les os et les muscles.

Des os (Ostéologie).

L'*Ostéologie* est la partie de l'anatomie qui traite des os. Ces organes, comme nous l'avons déjà dit, sont des parties dures, blanches et résistantes qui servent de soutien ou de protection aux autres parties, et déterminent les grandes formes du corps en en constituant le squelette, qui est la charpente de l'édifice animal. On trouve en eux deux substances différentes, deux tissus distincts et une membrane d'enveloppe.

Des deux substances composant les os, l'une est organique, l'autre inorganique ou inerte. La *substance organique* est presque entièrement due à de la gélatine, l'*inorganique*, au contraire, est formée de parties terreuses, de sels calcaires; celle-ci remplit les mailles de la précédente et sert principalement à donner de la solidité au tissu osseux. Il est facile de les obtenir en faisant macérer l'os dans l'acide hydrochlorique, qui détruit les sels, ou en le soumettant à la combustion, qui fait disparaître la partie organique: dans le premier cas il reste une espèce de cartilage, d'os mou sans résistance; dans le second cas, on n'obtient qu'un tissu blanc extrèmement friable, qui se réduit en cendre, et qui présente à l'analyse chimique: phosphate de chaux, 53; carbonate de chaux, 11; phosphate de magnésie, 1; soude, 1. En ajoutant à ce résidu 34 de matière organique, on trouve, pour cent parties, les proportions des substances composantes de l'os (Berzélius), proportions d'ailleurs sujettes à varier suivant l'âge, la constitution, les maladies des sujets. Voilà pour la composition chimique.

En se bornant à un examen physique ou mécanique, on trouve dans les os deux genres de tissus: le *tissu spongieux* ou poreux, qui occupe l'intérieur de l'organe et offre, à la section, une foule de cellules irrégulières résultant du croisement de mille petites fibres ou lamelles; le *tissu compacte* ou dur, qui est situé à l'extérieur et forme une sorte d'enveloppe résistante.

De plus, chaque os est enveloppé d'une membrane fibreuse, appelée *périoste*, qui lui adhère fortement. Le périoste est riche en vaisseaux sanguins, qui pénètrent dans le tissu osseux où ils portent la vie; sa face externe donne attache aux tendons, aux aponévroses et aux ligaments avec lesquels elle se confond.

Les os se distinguent en longs, en courts et en plats. — Les os *longs* ont une partie moyenne cylindroïque dans laquelle domine la substance compacte, et des extrémités renflées où abonde au contraire la substance spongieuse. Cette partie moyenne est creusée d'un canal central où loge et se moule la *moelle*, substance grasse, enveloppée d'une membrane propre, appelée *médullaire*, douée de sensibilité.—Les os *plats* n'ont pas de canal, mais ils ne sont pas pour cela dépourvus de tout fluide graisseux. Le tissu compacte et le spongieux y dominent tour à tour suivant les régions. — Nous en dirons autant des os *courts*.

Outre les ramuscules vasculaires qu'ils reçoivent du périoste, les os sont pénétrés par une petite artère et un nerf qui s'introduisent dans leur tissu à travers un petit trou d'où sort aussi la veine qui ramène le sang de ces parties. Les os, malgré cela, reçoivent beaucoup moins de fluide rouge et d'influx nerveux que les autres tissus; et comme ils contiennent, en outre, plus de la moitié de leur poids de substance inorganique, il résulte naturellement qu'ils jouissent de peu de vitalité, et conséquemment que leurs maladies sont sourdes et lentes dans leur marche.

Le squelette se compose de 248 os dont le plus grand nombre sont pairs, c'est-à-dire doubles, et quelques-uns impairs ou uniques. Les premiers sont situés sur les parties latérales, les seconds sur la ligne médiane. Ceux-ci sont symétriques ou partageables en deux moitiés égales, ceux-là au contraire sont irréguliers, dépourvus de doute symétrie. Les os présentent des parties désignées par des noms particuliers : ainsi on appelle *apophyses* leurs éminences naturelles saillantes; *épines*, les éminences très allongées et peu volumineuses; *condyles*, les éminences articulaires arrondies en un sens et aplaties dans l'autre, etc.

Le squelette se divise en tête, tronc et membres; dans chacune de ces trois grandes divisions, on distingue des régions ou subdivisions. Nous allons en décrire les os, puis nous les étudierons dans leur ensemble.

De la tête.

Il y a à distinguer dans la tête le crâne et la face.

Os du crane. — Ces os, au nombre de huit, sont connus sous les noms de frontal, pariétaux, occipital, temporaux, sphénoïde et ethmoïde. Excepté les deux derniers, ils sont aplatis, concaves sur leur face interne, convexes par leur face externe, hérissés sur leurs bords d'aspérités qui s'engrènent avec celles des os voisins. Ils forment essentiellement la voûte du crâne. Ils ont deux couches de tissu compacte, appelées *tables*, l'une interne et l'autre externe, entre lesquelles existe un tissu spongieux connu sous le nom de *diploé*. Voilà pour leurs caractères communs. Étudions à présent leur constitution spéciale.

Frontal. — Le nom dit assez que cet os forme le front (Pl. I, n° 1). On le nomme encore *coronal*, parce que c'est sur lui que pose en partie la couronne des rois. Sa forme rappelle celle d'une coquille. Il offre trois faces : la face antérieure ou externe est en contact avec la peau ; elle présente en bas les arcades sourcilières et orbitaires, en haut les bosses frontales ; la face postérieure est en rapport avec la partie antérieure du cerveau, la face inférieure, appelée orbitaire, concourt à former la paroi supérieure de l'orbite. Il existe dans l'épaisseur de cet os, au-dessus des orbites et du nez, des cavités, appelées *sinus frontaux*, qui communiquent avec les fosses nasales.

Pariétal (de *paries*, muraille). — Il occupe la partie latérale du crâne (Pl. II, n° 1). Très aplati et de forme quadrilatère, il s'articule par son bord supérieur avec le pariétal du côté opposé, par son bord antérieur avec le frontal, par son bord postérieur avec l'occipital, et enfin par l'inférieur avec l'occipital.

Occipital (de *occiput*, partie postérieure et inférieure du crâne). —Il occupe la partie postérieure et inférieure de la cavité crânienne, par suite d'une courbure qui en rend une partie obliquement verticale (Pl. II, n° 2), et l'autre horizontale (Pl. III, fig. 4 et 5). La portion horizontale de l'occipital appuie sur la colonne vertébrale, offrant à son milieu le *trou occipital*, grande ouverture qui fait communiquer l'intérieur du crâne avec le canal vertébral et qui offre passage à la moelle épinière : sur les côtés de cette ouverture sont les *condyles*, deux surfaces qui s'articulent avec l'atlas ou première vertèbre. La forme de l'os est celle à peu près d'un losange courbé ayant les deux angles les plus éloignés dirigés, l'un en arrière et en haut, l'autre en avant. Le premier de ces angles, arrondi, limite en bas la fontanelle postérieure dont nous parlerons bientôt ; le second, tronqué, s'articule avec le sphénoïde. Les côtés de l'os s'articulent avec les pariétaux et les temporaux.

Temporal (de *tempus*, temps, parce que c'est aux tempes que les cheveux accusent d'abord les traces du temps en blanchissant). —

Cet os occupe la partie latérale et inférieure du crâne (Pl. II, n° 3). On lui distingue trois parties: la première concourt à former la tempe, et présente à sa partie inférieure et postérieure le *trou auditif*, sur le contour duquel naît l'*apophyse zygomatique* qui se dirige en avant et un peu en dehors, pour s'articuler avec l'os de la pommette (n° 4); la seconde est constituée par l'*apophyse mastoïde* (de μαστος, mamelle, parce qu'elle en a la forme), laquelle est située derrière l'oreille (n° 5); la troisième enfin, dirigée en dedans, concourt à former la base du crâne: on la nomme *rocher* à cause de sa dureté, elle contient dans son intérieur les organes délicats de l'audition; à sa base se voit la *cavité glénoïde* (de γληνη, petite cavité), destinée à recevoir la tête de l'os maxillaire inférieur.

Sphénoïde (de σφην, coin, et ειδος, forme). — C'est un os impair, placé entre tous les os du crâne, comme un coin, à la base de cette cavité. On ne peut se faire une idée de sa forme bizarre sans le voir. On l'a comparé à une chauve-souris, car il a une partie moyenne, appelée *corps*, et deux parties latérales qui ressemblent aux *ailes* étendues de cet animal. Le corps répond à l'angle antérieur de l'occipital par sa face postérieure, et à l'ethmoïde en avant. Sa face supérieure concourt à former la base du crâne (Pl. III, fig. 5, n° 4), et l'inférieure répond au gosier (Pl. III, fig. 4). De cette dernière se détachent deux prolongements, un de chaque côté, qui descendent verticalement: ce sont les *apophyses ptérygoïdes* (de πτερυξ, ailes, et ειδος, forme), qui donnent attache à plusieurs muscles. Les extrémités du sphénoïde concourent à former la tempe, l'orbite, les fosses moyennes du crâne.

Ethmoïde (de ηθμος, crible, et εἰδος, ressemblance). — Os impair, de forme cuboïde, composé d'une foule de lamelles minces et fragiles, qui interceptent autant de cellules destinées à multiplier les surfaces sans augmenter le volume, surfaces qui sont le siége de l'olfaction. Il est en effet situé à la partie antérieure, inférieure et moyenne du crâne, dans l'échancrure du frontal, concourant à former la base du crâne, les cavités nasales et l'orbite. Sa face crânienne est remarquable par la *lame criblée*, c'est-à-dire par une surface percée d'un grand nombre de trous, donnant passage aux nerfs olfactifs (Pl. III, fig. 5, n° 6).

Os de la face. — Ce sont les deux maxillaires supérieurs, les deux malaires, les deux unguis, les deux palatins, les cornets, le vomer, le maxillaire inférieur et les dents. Décrivons les plus importants.

Maxillaire supérieur (de *maxilla*, mâchoire). — Situé à la partie antérieure et latérale de la face (Pl. I, n° 4), cet os s'unit à son congénère sur la ligne médiane; mais comme ils sont tous les deux échancrés en haut, en se réunissant ils laissent un vide qui est l'ouverture des fosses nasales. Ils concourent à former en haut la paroi inférieure ou le plancher de l'orbite, en bas ils constituent le bord alvéolaire, où s'implantent les dents supérieures. La face antérieure de l'os offre la *fosse nasale* en haut, au-dessous le *trou sous-orbitaire*, par lequel passent des vaisseaux et des nerfs; plus bas et en dehors, la *fosse canine*, puis une éminence qui s'articule avec l'os malaire, et derrière celle-ci, une portion qui fait partie de la fosse zygomatique, dont nous reparlerons. Dans leur épaisseur, ces os contiennent des cavités, appelées *sinus maxillaires*, lesquelles communiquent avec les fosses nasales, et au moyen de celles-ci avec les sinus frontaux. Ces divers sinus ont des usages qui seront indiqués plus tard.

Malaire (de *mala*, joue), ou *os de la pommette*. — Petit os irrégulièrement quadrilatère, situé à la partie supérieure, latérale et postérieure de la face, dont il constitue la partie la plus saillante (Pl. I, n° 3). Il concourt, lui aussi, à former la cavité orbitaire, et, en s'unissant avec l'apophyse zygomatique, il complète l'arcade de ce nom (Pl. III, fig. 4, n° 9).

Unguis (en forme d'ongle). — Petit os mince, qui, conjointement avec son congénère, remplit un petit espace entre les deux orbites et forme la racine du nez. Sur sa face externe on voit la *gouttière lacrymale*, convertie en canal complet par les parties molles, pour conduire les larmes dans le sac lacrymal dont il sera parlé plus tard.

Maxillaire inférieur. — Il forme la mâchoire inférieure (Pl. I, n° 5). Sa forme peut être comparée à celle d'un fer à cheval dont les branches se recourberaient dans une grande partie de leur étendue pour se diriger en haut, en formant un angle obtus, appelé *angle de la mâchoire* (Pl. II, n° 5). La portion recourbée ainsi se termine supérieurement par deux apophyses : l'antérieure est appelée *coronoïde* (de κορωνη, corneille, parce qu'on y a trouvé de la ressemblance avec le bec de cet oiseau), la postérieure est le *condyle*, ou tête articulaire logée et se mouvant dans la cavité glénoïde du temporal. L'os maxillaire inférieur présente en avant la symphyse du menton; son bord supérieur, horizontal, constitue le bord alvéolaire inférieur où sont implantées les dents du bas. Le corps de l'os est creusé intérieurement d'un *canal*, appelé *dentaire inférieur*, qui renferme les vaisseaux et nerfs destinés aux dents.

Palatins (qui appartiennent au palais). — Os plats qui forment le plancher des fosses nasales et la voûte palatine ou paroi supérieure de la bouche (Pl. III, fig. 4, n° 3).

Dents. — Les dents [sont] au nombre de trente-deux, dont seize en haut et seize en bas. On les distingue en *incisives*, en *canines* et en *molaires*. Toutes ont une racine, unique ou multiple, cachée dans l'alvéole, et une couronne apparente à l'extérieur. — La *racine* est creusée d'une cavité qui s'ouvre à son extrémité et qui contient une substance molle, riche en nerfs et en vaisseaux, appelée *germe*, *pulpe* ou *bulbe*; elle est enveloppée d'un périoste qui lui adhère ainsi qu'à l'alvéole.— La *couronne* dentaire est constituée par deux substances : l'*émail*, qui forme une couche extérieure solide, dure et brillante, peu riche en matière organique et très attaquable par les acides; l'*ivoire*, dont la composition diffère peu de celle des autres os. Nous parlerons ailleurs du mode d'éruption des dents.

La tête dans son ensemble.

Dépouillé de ses parties molles, du bel appareil musculaire qui s'étalait avec orgueil; réduit maintenant aux derniers restes solides dont l'ensemble constitue le squelette, l'homme n'offre plus au vulgaire qu'une image effrayante, et n'éveille que des idées de destruction et de mort. Cependant la charpente rappelle encore l'image de l'édifice, et, à la seule disposition des os, on peut encore reconnaître la supériorité de la nature humaine. Que l'on examine la tête, par exemple, cette sphère osseuse, objet repoussant que dépeint ce mot : *tête de mort*, ne semble-t-elle pas, à l'immobilité de sa pose, à la fixité du regard, à la gravité du sérieux, plongée dans la méditation la plus profonde? — La tête, nous l'avons dit déjà, offre à étudier le crâne et la face.

Le *crâne* est une cavité osseuse destinée à loger et à protéger le cerveau. On lui distingue deux surfaces, l'une externe et l'autre interne.

La surface externe du crâne est convexe en haut et plane en bas. La partie convexe ou *voûte du crâne* présente supérieurement les régions frontale, occipitale et pariétale, qui correspondent aux os de même nom (Pl. I et II). Ces régions sont limitées par des jointures osseuses, lesquelles étant incomplètes dans le bas âge, reçoivent le nom de *sutures*. On a, par conséquent, la *suture fronto-pariétale*, la *suture temporo-pariétale* et la *suture pariétale* ou *longitudinale*, dont la connaissance est utile pour guider le doigt de l'accoucheur et lui faire reconnaître la position de la tête pendant le travail de l'enfantement. Une chose importante encore à noter sur le crâne de l'enfant, ce sont les *fontanelles*, vulgairement *fontaines*, espaces triangulaires où les os ne se joignent pas et où la paroi crânienne est formée tout simplement par les deux périostes, externe et interne, adossés et à la peau. Les deux fontanelles les plus remarquables se trouvent aux deux extrémités de la suture pariétale ; elles disparaissent peu à peu au fur et à mesure que, par l'âge, l'ossification se complète. La partie plane ou *base du crâne* repose sur la colonne vertébrale en arrière, et sur les os de la face en avant. Elle est fort inégale et percée de plusieurs trous pour le passage des vaisseaux et des nerfs (Pl. III, fig. 4, n°s 5, 6, 7, 8).

La surface interne du crâne se moule sur la masse du cerveau, aux éminences et dépressions duquel elle se conforme. C'est surtout à sa base que cette grande cavité mérite d'être étudiée (Pl. III, fig. 5). Là, en effet, elle présente trois plans : l'antérieur (n° 1) soutient les lobes antérieurs du cerveau; il offre, à sa partie antérieure et moyenne, la lame criblée de l'éthmoïde par laquelle sortent du crâne, de chaque côté de l'*apophyse crista-galli*, les nerfs olfactifs. Le plan moyen (n° 2) présente sur les côtés les *fosses moyennes* qui contiennent les lobes moyens du cerveau, et à la partie médiane l'*apophyse basilaire* ou *selle turcique*, due à l'angle de l'occipital. Le plan postérieur (n° 3) offre les *fosses occipitales*, qui logent les hémisphères du cervelet. Les mêmes trous qui existent à la face externe de la base du crâne, se voient aussi à la face interne (n°s 8, 9, 10, 11, 12, 13, 14, 15, 16).

La *face* n'est pas régulière comme le crâne. Elle est creusée de nombreuses cavités et hérissée de saillies qui lui donnent une expression ténébreuse qui glace d'effroi (Pl. I). Signalons les principales choses. Dans le haut sont les deux *orbites*, cavités profondes destinées à loger les yeux, et sur le contour desquelles se dessine en saillie *l'arcade sourcilière* qui offre, près de la racine du nez, le *trou sourcilier* pour le passage des vaisseaux et des nerfs. En pénétrant dans l'orbite, on voit en dedans et en haut une dépression où loge la glande lacrymale; plus profondément est la *fente sphénoïdale*, et des trous qui donnent issue aux nerfs et vaisseaux appartenant à l'œil et à ses muscles.

Plus bas et à son milieu, la face présente *l'ouverture des fosses nasales*, rendue double par une lame osseuse perpendiculaire, appelée *cloison des fosses nasales*. Sur les côtés sont les *fosses canines*, surmontées du *trou sous-orbitaire* qui donne passage à des vaisseaux et des nerfs ; plus en dehors est la *pommette*, qui fait une forte saillie ; en arrière de celle-ci sont la *fosse temporale* et *l'arcade zygomatique*. Cette dernière représente, en effet, une espèce de pont, sous lequel il y a un grand vide, appelé *fosse zygomatique*, que remplissent en partie la branche ascendante de l'os maxillaire inférieur (Pl. II) et le muscle temporal ; enfin plus bas et au milieu sont les *arcades dentaires*, la *symphyse* du menton, et de chaque côté de celle-ci, les *trous mentonniers*, qui sont traversés par des vaisseaux et des nerfs.

Quant à la *bouche*, son ouverture est dessinée par les arcades dentaires ; sa paroi supérieure, dite *voûte palatine*, sert de plancher aux fosses nasales, lesquelles ont leur ouverture postérieure au fond de la gorge (Pl. III, fig. 4, n° 4).

Du tronc.

Le tronc se compose de la colonne vertébrale, de la poitrine et du bassin : C'est ce qui reste lorsqu'on supprime du squelette la tête et les membres.

Os DE LA COLONNE VERTÉBRALE. — Vingt-quatre os superposés composent la colonne vertébrale ou rachidienne. On les appelle *vertèbres*, de *vertere*, tourner.

Vertèbres. — Ce sont des espèces d'anneaux osseux surajoutés les uns aux autres, remplis par la moelle épinière et ses enveloppes (Pl. I et II). Ces os sont courts, épais, arrondis en avant, mais hérissés d'aspérités en arrière. On distingue en eux le corps et les apophyses. Le *corps* des vertèbres est ovalaire, convexe en devant, et concave en arrière pour concourir à former le *trou vertébral* (Pl. III). Ce trou (non visible sur la Pl.) se complète ainsi : de chaque côté du corps de l'os naît une lame osseuse qui, après s'être dirigée d'abord en dehors, se courbe ensuite en dedans pour se réunir à celle du côté opposé. De leur réunion naît un prolongement en arrière qui constitue l'*apophyse épineuse*, dont l'extrémité, recouverte par la peau, est d'autant plus saillante que le sujet est plus maigre.

Vers le point où ces lames se recourbent, naissent trois autres apophyses: deux *apophyses articulaires*, dirigés l'une en haut, l'autre en bas, s'articulant avec les apophyses de même nom des vertèbres supérieure et inférieure, une *apophyse transverse*, dont la direction est transversale en effet. Au point de départ de ces mêmes lames, tout près du corps vertébral, sont deux *échancrures*, une supérieure et une inférieure, qui, correspondant avec pareilles échancrures appartenant aux vertèbres supérieure et inférieure, complètent ainsi des ouvertures qu'on appelle *trous de conjugaison*, par lesquelles sortent les nerfs qui naissent de la moelle épinière.

Les vertèbres diffèrent au cou, au dos et aux lombes. Les premières ou *cervicales*, au nombre de sept, sont les plus petites, quoique le trou vertébral soit plus grand; leurs apophyses épineuses sont dirigées horizontalement et, de plus, bifurquées au sommet; leurs apophyses transverses sont aussi bifurquées à leur extrémité, et leur base est percée d'un trou par lequel passe une artère (Pl. III, fig. 1). Les deux premières vertèbres cervicales se distinguent des cinq autres : la supérieure, nommée *atlas* parce qu'elle supporte la tête, comme Atlas le globe, suivant la fable, n'a ni corps ni apophyses : c'est un anneau osseux dont l'axe antérieur, très petit, reçoit l'apophyse axoïdienne de la seconde vertèbre. Cette seconde vertèbre, appelée *axis*, a le corps surmonté en avant de cette *apophyse axoïdienne*, qui est comme un pivot autour duquel se meut l'atlas, et par conséquent la tête, en exécutant des mouvements latéraux. Disons enfin que la septième vertèbre cervicale a l'apophyse épineuse très saillante, ce qui la distingue aussi des autres.

Les vertèbres *dorsales*, au nombre de douze, augmentent progressivement de volume. Leurs apophyses épineuses sont longues, dirigées obliquement de haut en bas, et se recouvrent les unes les autres à la manière des tuiles d'un toit (fig. 2). Il existe sur les côtés de leur corps une demi-facette en haut, une pareille en bas, qui forment avec les semblables des vertèbres situées au-dessus et au-dessous, une facette entière sur laquelle se fixe la tête des côtes.

Les vertèbres *lombaires*, au nombre de cinq, ont un plus gros volume; leur corps est gros et épais; l'apophyse épineuse est moins longue et dirigée horizontalement (fig. 3). Toutefois, c'est à l'apophyse transverse qu'il faut demander le caractère distinctif des vertèbres de chaque région : insi au cou, elle est bifurquée à son sommet, et trouée à sa base; au dos, elle présente une facette articulaire sur sa face antérieure; aux lombes, elle n'a aucun de ces deux caractères.

La colonne vertébrale dans son ensemble.

La *colonne vertébrale* ou *rachidienne*, encore nommée *rachis* (de ῥαχις, épine dorsale), est une sorte de pilier qui soutient la tête, étant lui-même soutenu par le bassin. Elle est formée par vingt-quatre os superposés, et est creusée d'un *canal*, dit *rachidien* ou *vertébral*, qui loge la moelle épinière et la protége; sur ses côtés sont les *trous de conjugaison* pour le passage des nerfs fournis par cette moelle épinière.—Les vertèbres s'appuient les unes sur les autres par leurs corps, qui sont séparés et unis tout à la fois par des fibro-cartilages placés entre eux : mais comme les corps vertébraux sont inégalement épais en avant et en arrière, il en résulte que la colonne vertébrale, vue dans ces deux sens, présente des concavités et convexités alternatives. Ainsi, par exemple, vue de devant, elle offre une convexité à la région cervicale, puis une concavité à la région dorsale et encore une convexité à la région lombaire. Mais la colonne est droite sur ses côtés, excepté chez les personnes rachitiques, les bossus. Il existe cependant naturellement, au niveau des trois, quatre et cinq vertèbres dorsales, une légère inclinaison latérale, à concavité gauche chez les droitiers, et à concavité droite chez les individus gauchers. — Les apophyses des vertèbres ont des usages fort importants : les épineuses et les transverses reçoivent les insertions des muscles qui font mouvoir la colonne et auxquels elles servent de leviers; les apophyses articulaires sont unies les unes aux autres par des ligaments, et offrent des points d'appui aux côtes. Il résulte de la merveilleuse disposition des pièces qui composent la colonne vertébrale, que cette tige présente une grande solidité, jointe à beaucoup de mobilité et de flexibilité.

Os de la poitrine. — Vingt-cinq os, non compris les vertèbres dorsales, forment la poitrine dont nous allons étudier bientôt l'ensemble. Ce sont les vingt-quatre côtes et le sternum.

Côtes. — Ce sont des os longs, durs, élastiques, courbés en forme d'arcs et tordus sur eux-mêmes, situés à la partie supérieure du tronc, au nombre de douze de chaque côté, correspondant aux douze vertèbres dorsales (Pl. I). Ils présentent deux extrémités : la postérieure s'articule avec les corps vertébraux, dont les demi-facettes, déjà signalées, correspondent aux deux facettes que présente la tête de la côte ; l'antérieure est garnie d'un cartilage dont la longueur et la direction varient suivant la côte à laquelle il appartient. De plus, chaque côte s'articule avec l'apophyse transverse de la vertèbre correspondante.

La longueur des côtes varie : elle va en augmentant depuis la première jusqu'à la huitième, ce qui augmente dans le même sens la capacité de la poitrine ; puis elle diminue jusqu'à la douzième, mais sans que cette cavité en soit rétrécie, à cause de la direction particulière que ces côtes et leurs cartilages affectent. Les sept ou huit premières côtes sont munies d'un cartilage qui va directement joindre le sternum : on les nomme à cause de cela *vraies côtes* ; les cinq autres ont un cartilage qui s'unit au cartilage qui lui est supérieur, en prenant une direction ascendante : on les appelle *fausses côtes*. La direction de tous ces os n'est pas la même : la première côte est horizontale, les autres sont de plus en plus obliques de haut en bas et d'arrière en avant.

Sternum. — Cet os, dont le nom dérive de στερνον, partie antérieure de la poitrine, est impair, aplati et allongé, situé en avant et au milieu de la poitrine, dans une direction oblique d'arrière en avant et de haut en bas (Pl. I, n° 6). Sur ses côtés viennent s'insérer les cartilages des vraies côtes. Sur chaque angle de l'extrémité supérieure s'articule l'extrémité interne de la clavicule ; l'extrémité inférieure présente un prolongement cartilagineux ou osseux connu sous le nom d'*appendice xiphoïde.*

La poitrine dans son ensemble.

La *poitrine,* ou *thorax*, *cavité thoracique*, est une cavité conoïde destinée à contenir les organes de la respiration et de la circulation. C'est une espèce de cage osseuse formée par les côtes sur les côtés, par le sternum en avant, et par les corps des vertèbres dorsales en arrière. Elle est arrondie, mais un peu aplatie d'avant en arrière. Elle a la forme d'un cône tronqué dont le sommet regarde en haut et la base en bas. Sur le vivant, surtout chez la femme emprisonnée dans le corset, cette disposition paraît inverse, mais cela tient à ce que l'espace compris entre ce sommet et les épaules est rempli par les masses charnues qui unissent les bras au tronc. La base de la poitrine est échancrée obliquement de haut en bas et d'avant en arrière, circonscrite qu'elle est par les cartilages des fausses côtes et les deux dernières côtes qui manquent de cartilage, depuis l'appendice xiphoïde jusqu'à la douzième vertèbre dorsale. Grâce à la mobilité de ses pièces, la cavité pectorale jouit de la faculté de se dilater et de se resserrer sous l'influence des muscles qui agissent sur les côtes.

Os DU BASSIN. — Quatre os entrent dans la composition du bassin : le sacrum, le coccyx et les deux iliaques.

Sacrum. — Cet os, dont le nom veut dire sacré, parce qu'il contribue à protéger les organes de la génération, est impair et occupe la partie postérieure et médiane du bassin. Sa forme est celle d'une pyramide triangulaire; sa base regarde en haut et supporte la colonne vertébrale, le sommet est en bas. Il est courbé de manière à offrir une concavité en avant (Pl. I, n° 14), et une convexité en arrière (Pl. II, n° 11). Sa face concave ou antérieure est lisse et présente deux rangs perpendiculaires de quatre trous, appelés *trous sacrés*, par lesquels passent les nerfs sacrés; sa face postérieure, convexe, est rugueuse, comme hérissée d'apophyses épineuses faisant suite à celles de la colonne vertébrale, et elle offre aussi huit *trous sacrés postérieurs* sur deux rangées. Creusé de haut en bas par le *canal sacré,* qui fait suite au canal vertébral, le sacrum semble être une dépendance de la colonne rachidienne.

Iliaques (de *ilia*, flancs), *os coxaux* (de *coxa,* hanche), *os des îles.* — Ces os sont les plus volumineux du squelette. Ils forment les parties latérales (hanches) et antérieures (pubis) du bassin, par suite d'une espèce de torsion éprouvée sur eux-mêmes. Ils offrent à considérer deux surfaces et une circonférence. — La surface externe présente deux parties : l'une supérieure, qui regarde en dehors et en arrière, est appelée *fosse iliaque externe* (Pl. II, *f i e*), l'autre inférieure regardant en avant, présente une large ouverture, le *trou ovalaire* (Pl. I, *t o*); entre elles est la *cavité cotyloïde* (de κοτυλη, creux), qui reçoit la tête du fémur. — La face interne de l'os iliaque offre une disposition inverse : une partie, la supérieure, regarde en avant, c'est la *fosse iliaque interne*; l'autre, l'inférieure, qui présente également le trou ovalaire, regarde en arrière. Entre elles existe une ligne horizontale saillante qui limite le détroit supérieur du bassin, ainsi que nous le dirons bientôt. — Quant à la circonférence de l'os, en la suivant d'arrière en avant, à partir de l'articulation sacro-coxale, on trouve successivement la *crête iliaque,* l'*épine antérieure et supérieure*, au-dessous de celle-ci l'*épine inférieure*, plus bas la *branche horizontale du pubis*, en avant le bord supérieur de la *symphyse du pubis*, c'est-à-dire de la réunion (συμφυω, je réunis) des deux os iliaques en avant; on arrive ensuite à la *branche descendante* du pubis, qui va joindre l'*ischion*, grosse tubérosité sur laquelle on repose lorsqu'on est assis; derrière celle-ci est l'*échancrure sciatique*, et enfin le bord qui s'articule avec le sacrum.

Coccyx (de κοκκυξ, coucou, à cause de sa ressemblance avec le bec de cet oiseau). — C'est un appendice osseux qui termine inférieurement le sacrum, dont il a la forme et sur lequel il est mobile.

Le bassin dans son ensemble.

Le *bassin*, qu'on appelle encore *pelvis*, *cavité pelvienne*, est une sorte de ceinture osseuse formée par les deux os coxaux, étant placée entre le tronc qu'elle supporte et les membres supérieurs sur lesquels elle appuie. C'est une cavité courbe, une sorte de canal brisé, à forme conique, dont la base regarde en haut et le sommet en bas. A cause de cette courbure, on peut diviser le bassin en deux cavités distinctes, dont l'une est supérieure et l'autre inférieure. La première, appelée *grand bassin*, est comprise entre les fosses iliaques internes, le sacrum et les parois du ventre, et limitée en bas par cette ligne saillante que nous avons signalée comme séparant les deux faces internes de l'os iliaque, et par les branches horizontales du pubis; la seconde cavité ou l'inférieure, nommée *petit bassin*, est circonscrite par la face antérieure du sacrum, les trous ovalaires, bouchés par une membrane et des muscles, les ischions, et les ligaments qui convertissent la grande échancrure sciatique en trou, en allant du sacrum à l'ischion.

On appelle *détroit supérieur* la circonférence inférieure du grand bassin, et *détroit inférieur* les limites inférieures du petit bassin, qui sont circonscrites par la symphyse du pubis en haut, les branches descendantes du pubis et les ischions sur les côtés, les ligaments sacro-sciatiques et le coccyx en arrière. L'étude des détroits du bassin est importante sous le rapport des accouchements, parce que, quand ils n'ont pas les diamètres voulus, ils mettent obstacle au travail de l'enfantement.

Des membres supérieurs.

Le membre supérieur, appelé *thoracique*, parce qu'il s'unit au thorax, se compose de l'épaule, du bras, de l'avant-bras et de la main.

Os de l'épaule. — L'épaule ne présente que deux os, l'omoplate et la clavicule.

Omoplate. — L'omoplate (de ωμος, épaule), encore appelé *scapulum* (de *scapula*, épaule), est un os large, aplati, triangulaire, situé à la partie supérieure et postérieure du thorax (Pl. I et II), où le fixent les muscles qui prennent leur point d'attache à la tête, à l'épine dorsale et aux côtes. Il offre deux faces, trois angles et trois bords. — La face interne, plane et unie, répond aux côtes; la face externe est divisée en deux parties par une saillie transversale, appelée *créte* ou *épine de l'omoplate* : la supérieure, c'est-à-dire celle située au-dessus de la crète est la *fosse sus-épineuse*, l'inférieure est la *fosse sous-épineuse*, bien plus étendue que la précédente. L'épine de l'omoplate forme, en se prolongeant en devant, l'*apophyse acromion*, ainsi appelée de ακρος, sommet, et ωμος, épaule. — Des trois angles de l'omoplate, l'antérieur est comme tronqué et offre une surface concave, appelée *cavité glénoïde* (de γληνη, petite cavité articulaire), avec laquelle la tête de l'humérus est en rapport. Les deux autres angles n'ont rien de remarquable. — Des trois bords, le supérieur se prolonge en avant et forme l'*apophyse coracoïde*, que l'on voit au-dessus de la cavité glénoïde.

Clavicule. — Le nom de cet os vient de *clavis*, clef, parce qu'on l'a comparé à la clef d'une voûte. La clavicule forme en effet un arc-boutant à l'épaule (Pl. I). Placée transversalement à la partie supérieure du thorax, elle s'articule avec le sternum par une de ses extrémités, et avec l'apophyse acromion par l'autre, en s'appuyant sur l'apophyse coracoïde et croisant la direction de la première côte. Elle est légèrement contournée en S.

Os du bras. — Il n'y a qu'un os au bras, l'humérus.

Humérus — Très long et fort, il occupe l'espace compris entre l'épaule et le coude (Pl. I, nº 10). On lui distingue un corps et deux extrémités. Le corps de l'humérus est cylindrique et porte des traces d'empreintes musculaires. L'extrémité supérieure est arrondie et connue sous le nom de *tête de l'humérus*: une partie rétrécie et très courte la supporte, c'est le *col*; sur son côté antérieur et interne sont deux *tubérosités*, qui servent à des insertions musculaires. L'extrémité inférieure de l'humérus, aplatie d'avant en arrière et élargie dans le sens transversal, présente, en allant de dehors en dedans : le *condyle*, qui s'articule avec le radius, une *créte* logée dans le radius et le cubitus, la *trochlée* ou poulie reçue dans la cavité sygmoïde du cubitus. En avant, est une cavité destinée à recevoir l'apophyse coronoïde du cubitus, lorsque l'avant-bras se fléchit; en arrière en est une autre plus grande pour loger l'apophyse olécrâne du même os, lorsqu'il s'étend.

Os DE L'AVANT-BRAS. — Deux os, dont nous venons de nommer quelques parties, placés l'un à côté de l'autre, forment l'avant-bras. Ce sont le radius et le cubitus.

Radius. — Cet os occupe le côté externe de l'avant-bras (Pl. I, n° 12). Il est plus mince en haut qu'en bas. Son extrémité supérieure offre une éminence arrondie, appelée *tête*, soutenue par une partie rétrécie ou *col*, au bas de laquelle est l'*éminence bicipitale* qui donne attache au tendon du muscle biceps. L'extrémité inférieure s'articule avec les deux premiers os du carpe; sur son côté externe est un prolongement nommé *apophyse styloïde*, et sur son côté interne une facette qui est en contact avec le cubitus.

Cubitus. — Cet os occupe le côté interne de l'avant-bras (Pl. I, n° 11). Il est au contraire plus volumineux en haut qu'en bas. L'extrémité supérieure est creusée par la *cavité sygmoïde* dans laquelle pénètre la trochlée de l'humérus; en arrière est l'*apophyse olécrâne* (Pl. II, *a o*), et en avant l'*apophyse coronoïde*, qui se logent dans les cavités postérieure et antérieure de l'extrémité de l'humérus pendant l'extension et la flexion de l'avant-bras. L'extrémité inférieure, appelée *tête*, correspond à un fibro-cartilage qui la sépare du carpe; elle présente en dedans un petit prolongement, appelé *apophyse styloïde*, et sur son côté externe une surface qui s'articule avec le radius.

Os DE LA MAIN. — Plusieurs séries d'os forment la main. Ce sont le carpe, le métacarpe et les phalanges.

Carpe. — Le carpe (de καρπος, poignet) se compose de huit os courts, petits et de forme irrégulière, disposés sur deux rangées transversales, entre l'avant-bras et le métacarpe (Pl, I, C). Ces petits os ont chacun un nom propre dérivé de sa forme, mais on les distingue aussi par leur numéro d'ordre.

Métacarpe. — Le métacarpe (de μέτα, après, καρπος, poignet) comprend cinq os allongés et placés à côté les uns des autres dans une direction verticale et parallèle (Pl. I, D). Ils ont comme tous les os longs un corps et deux extrémités. L'extrémité supérieure est concave et s'articule avec le carpe, l'inférieure offre une tête hémisphérique en rapport avec l'extrémité supérieure des phalanges.

Phalanges. — Ce sont des petits os longs ajoutés les uns aux autres pour former les doigts (Pl. I, E). Le pouce en a deux ; les autres doigts trois, appelés, le premier *phalange*, le second *phalangine*, le troisième *phalangette*. Leur extrémité supérieure présente une concavité, l'inférieure une convexité.

Le membre supérieur dans son ensemble.

Le membre thoracique est merveilleusement disposé pour les fonctions auxquelles il est destiné et dont nous étudierons le mécanisme plus tard. En récapitulant ce que présente de plus remarquable le bras osseux de l'homme, nous trouvons en commençant par le haut : premièrement, l'épaule, formée par l'omoplate, l'extrémité externe de la clavicule et la tête de l'humérus : des mouvements s'y exécutent dans tous les sens, en raison de ce que la tête humérale est appliquée lâchement contre une surface demi-concave dans laquelle elle n'est pas emboîtée. L'humérus est le seul os du bras, mais il suffit par l'étendue, la variété de ses mouvements, et par sa force. Il existe au contraire deux os à l'avant-bras ; ils y sont nécessaires pour remplir les conditions de solidité et de mobilité de cette partie, car l'avant-bras devait être solidement fixé au bras et la main ne devait pas être moins solidement attachée à l'avant-bras. Or, la première articulation se faisant entre le cubitus et l'humérus, si le carpe eût été articulé aussi avec le cubitus, les mouvements des deux parties eussent été bornés à la flexion et à l'extension. Mais le carpe s'articule avec le radius, et celui-ci, par la facilité qu'il a de rouler autour du cubitus, fait exécuter au poignet des mouvements de rotation, dits de pronation et de supination. On peut admirer aussi ces deux rangées des os du carpe, si propres à amoindrir les chocs, puis la disposition des os du métacarpe, et surtout celle des phalanges qui rendent, grâce au grand nombre de muscles qui les font mouvoir et que nous allons bientôt étudier, la main de l'homme si parfaite sous le rapport des formes et des usages qu'elle remplit.

Des membres inférieurs.

Le membre inférieur, appelé *pelvien*, parce qu'il s'unit au pelvis, se compose de la cuisse, de la jambe et du pied.

Os de la cuisse. — La cuisse, comme le bras, n'est formée que d'un seul os : c'est le fémur.

Fémur. — Le plus fort et le plus long de tous les os du squelette est celui dont il est question (Pl. I, n° 15). Étendu depuis le bassin jusqu'au genou, un peu convexe en devant, et oblique en dedans de manière à se rapprocher en bas de celui du côté opposé, il offre à étudier deux extrémités et un corps. L'extrémité supérieure présente une grosse éminence sphérique, appelée *tête,* supportée par une partie rétrécie, dite *col.* Le col et la tête du fémur forment avec le corps de l'os, en se dirigeant en dedans et en haut, un angle obtus. Au sommet de cet angle, en dehors, est une grosse apophyse connue sous le nom de *grand trochanter* (de τροχαειν, tourner), qui donne attache aux muscles rotateurs de la cuisse. Un peu plus bas et en dedans est une autre éminence, plus petite, nommé *petit trochanter*, qui fournit aussi des insertions à des muscles. — L'extrémité inférieure du fémur est formée par deux grosses tubérosités, appelées *condyles* (de κονδυλος, nœud), dont l'une, interne, et l'autre, externe, s'articulent avec le tibia. — Le corps du fémur, un peu arqué comme il a été dit déjà, présente en arrière une ligne saillante bifurquée aussi en haut pour joindre le grand et le petit trochanters, bifurquée aussi en bas pour gagner les deux condyles, et qu'on nomme *ligne âpre* (Pl. II). Elle sert de points d'attache aux muscles.

Os DE LA JAMBE. — La jambe possède deux os comme l'avant-bras, le tibia et le péroné.

Tibia. — C'est l'os principal de la jambe, car il est de beaucoup le plus gros et il supporte tout le poids du corps (Pl. I, n° 17). Son extrémité supérieure, volumineuse, présente deux larges facettes articulaires qui reçoivent les condyles du fémur, et sur le côté externe de cette extrémité est une saillie qui s'articule avec le péroné. L'extrémité inférieure de l'os offre une surface concave qui s'articule avec l'astragale, appartenant au tarse, et en dedans un prolongement qui forme la *malléole interne*, vulgairement appelée *cheville du pied*.

Péroné. — Ce nom vient de περονη, agrafe, à cause de sa ressemblance avec une agrafe dont se servaient les anciens. Cet os, placé à la partie externe de la jambe, parallèlement au tibia dont il est séparé par un intervalle de un ou deux centimètres, est grêle et s'articule à ce dernier os par ses extrémités supérieure et inférieure renflées (Pl. I, n° 18). L'extrémité inférieure en se prolongeant en bas, forme la *malléole externe*.

Rotule. — Il est un os qui n'appartient, ni à la cuisse, ni à la jambe, mais à toutes les deux: c'est la rotule (Pl. I, n° 16). Court, aplati, assez épais cependant, triangulaire et situé à la partie antérieure du genou, cet os est maintenu là par un gros muscle de la cuisse, et par un ligament qui va du tibia sur son extrémité inférieure.

Os DU PIED. — Le pied comprend le tarse, le métatarse et les phalanges.

Tarse. — On donne ce nom (qui vient de ταρσος, objet composé de plusieurs pièces rangées avec ordre) à la partie postérieure du pied (Pl. I, I). Il est formé de sept os enclavés les uns dans les autres : 1° le *calcanéum* (de *calx*, talon), parce qu'il forme en effet cette partie; 2° l'*astragale* (de ἀστράγαλος, en forme de dé), situé au-dessus du calcanéum et enclavé entre les deux malléoles; 3° le *scaphoïde* (de σκαφη, nacelle), à cause de sa forme, situé à la partie interne du tarse, en rapport avec l'astragale en arrière, et les cunéiformes en avant; 4° les *cunéiformes*, au nombre de trois, situés sur un plan uniforme à côté les uns des autres, entre le scaphoïde et les trois premiers métatarsiens.

Métatarse. — Il se compose d'os analogues à ceux du métacarpe (Pl. I, K).

Phalanges des orteils. — Os analogues encore aux phalanges des doigts (Pl. I, L).

Le membre inférieur dans son ensemble.

Il y a des analogies et des différences entre le membre thoracique et le pelvien. Ainsi le fémur peut exécuter, comme l'humérus, des mouvements dans tous les sens sur le bassin, mais ces mouvements sont plus bornés, à cause de la profondeur de la cavité cotyloïde et des masses musculaires qui enveloppent l'articulation et en gênent le jeu. La tête du fémur est supportée par un col très allongé, qui se fracture aussi bien plus souvent que celui de l'humérus; au-dessous d'elle, dans les deux os, il y a des éminences, très considérables dans le fémur, sur lesquelles se fixent les muscles rotateurs de ces membres.

La jambe et l'avant-bras sont composés chacun de deux os; mais au genou et au pied, les mouvements n'étant nécessaires que dans deux sens, en avant et en arrière, le tibia a reçu un volume assez considérable pour porter à lui seul tout le poids du corps, et le péroné n'est accolé à lui que pour donner des points d'insertion aux muscles et ajouter à la grâce des formes. A l'avant-bras, ainsi que nous l'avons vu, les choses sont toutes différentes.

Nous ne dirons rien du pied, dont toutes les parties résistantes sont admirablement disposées pour les divers usages qu'elles ont à remplir.

A ces descriptions des os, courtes, mais suffisantes, il nous reste à ajouter l'étude de leurs divers modes d'union.

Des articulations.

L'assemblage et le mode de connexion de deux ou de plusieurs os, qu'ils soient ou non mobiles l'un sur l'autre, se nomme articulation. Les os s'unissent suivant des modes et au moyen de parties que nous allons décrire brièvement.

Composition des articulations. — Les parties qui entrent dans la composition des articulations sont ainsi nommées : cartilages, fibro-cartilages, capsules fibreuses articulaires, membranes synoviales, synovie, ligaments. Toutes, excepté les synoviales, appartiennent au système fibreux dont nous avons déjà indiqué les caractères les plus saillants.

Les *cartilages* sont des parties blanches ou jaunâtres, dures quoique moins consistantes que les os, qui entrent dans la composition des articulations. Ce sont des plaques fibreuses, croquantes sous la dent après la cuisson, qui recouvrent les surfaces articulaires des os en leur adhérant; ils dégénèrent insensiblement en tissu osseux. Dans les articulations mobiles, leur surface libre est polie et lisse, circonstance due à la synovie qui l'humecte et qui manque dans les jointures rendues naturellement ou accidentellement immobiles. Les cartilages sont pour la plupart dépourvus de vaisseaux et se nourrissent par simple imbibition. Quand on les fait bouillir avec de l'eau, ils se dissolvent presque en entier et peuvent se convertir ensuite en gelée.

Les *fibro-cartilages* sont dus à un tissu fibreux dans les mailles duquel est déposée la substance cartilagineuse. Ce sont des parties denses, résistantes, élastiques, d'une teinte jaunâtre, dont le type se trouve placé entre les corps des vertèbres qu'il unit les uns aux autres.

Les *ligaments* sont des faisceaux fibreux, d'un tissu blanc argenté, serré et très résistant, diversement disposés autour des articulations dont ils sont les véritables moyens d'union. Ce sont les ligaments qui crient sous le couteau du maître-d'hôtel, lorsqu'il veut détacher l'aile du tronc du poulet, par exemple. Il y a des ligaments qui bouchent des trous, remplissent des espaces inter-osseux, qui servent à maintenir certains organes à leur place, comme ceux de la vessie, de la matrice, du foie, etc.

Les *capsules-fibreuses* sont des espèces de sacs formés de toiles fibreuses, ouverts à leurs extrémités pour embrasser les extrémités articulaires des os et les tenir rapprochées et en rapport. Il n'y a que quatre articulations ainsi maintenues au moyen d'un ligament capsulaire : les épaules et les hanches.

Les *membranes synoviales* sont des petites séreuses, déployées sur les surfaces des articulations mobiles pour en faciliter les glissements par l'humeur ou la synovie qu'elles exhalent. Ce sont, comme toutes les autres membranes séreuses, des petits sacs sans ouverture, à parois très minces, molles et transparentes, en rapport avec les surfaces articulaires par leur face externe, et contiguës à elles-mêmes par leur face interne.

Modes d'union des os. Suivant la manière dont les os sont unis, les articulations sont dites mobiles ou immobiles.

Les *articulations mobiles* se distinguent en continues et en contiguës. — Les articulations *continues* sont celles dont les surfaces osseuses sont maintenues dans une espèce de continuité par l'interposition d'un fibro-cartilage, et dont les mouvements sont bornés. La colonne vertébrale est composée d'une suite d'articulations continues, car les corps des vertèbres sont unis les uns aux autres par un fibro-cartilage qui leur adhère fortement et ne permet qu'une mobilité très peu étendue. — On nomme *contiguës* les articulations dans lesquelles les extrémités articulaires sont simplement rapprochées, mises en conctact et libres. Elles sont douées de mouvements variés, qui toutefois, diffèrent beaucoup suivant le mode articulaire. Ainsi ces mouvements, qui sont possibles dans tous sens à l'épaule et à la hanche, parce qu'il y a là une tête osseuse lâchement fixée dans une cavité, sont réduits à la flexion et à l'extension au genou et au coude ; etc.

Les *articulations immobiles* se font tantôt par *juxta-position* : exemple, les deux os maxillaires ; tantôt par *engrenure*, comme au crâne ; tantôt par *implantation*, comme les dents.

Des muscles (Myologie).

La *Myologie* (de μυων, muscle, dérivé de μυειν, mouvoir) est a partie de l'anatomie où l'on traite des muscles. On appelle ains les organes rouges, charnus qui, par leurs masses, dessinent les formes extérieures, et par leur contractilité, impriment des mouvements. Leur ensemble constitue le système musculaire (Pl. IV et V).

Les muscles se distinguent en ceux qui appartiennent à la vie animale ou de relation, et en ceux qui sont au service de la vie organique ou de nutrition. Cette distinction est importante, surtout parce que les premiers obéissent à la volonté, ce qui les fait appeler encore *volontaires*, et que les seconds se contractent sans la participation du moi, ce qui les a fait nommer *involontaires*. Les muscles volontaires ou de la vie animale doivent nous occuper exclusivement en ce moment. Avant de commencer leur étude, disons qu'ils sont constitués par des faisceaux distincts; qu'ils se fixent en général sur les os, tandis que les muscles de la vie organique ou de la nutrition se présentent généralement, soit sous forme de membranes très minces, souvent invisibles à l'œil nu, comme aux intestins, soit sous forme de poches contractiles, comme le cœur et la matrice, qui sont de véritables muscles creux.

Donc les muscles volontaires, toujours plus ou moins apparents et volumineux, fixés aux os par leurs extrémités, comme un fil attaché aux deux branches d'un compas, sont les organes essentiels du mouvement, en vertu de la propriété qu'ils ont de se rétracter et de se relâcher. Plusieurs parties distinctes entrent dans leur composition : des faisceaux musculaires proprement dits, du tissu cellulaire, des tendons, des aponévroses et des gaînes fibreuses, outre les vaisseaux et les nerfs qui les traversent en tous sens.

Les *faisceaux musculaires* sont les parties rouges, essentiellement charnues des muscles. Ce sont les muscles proprement dits. Chaque faisceau est constitué par plusieurs autres moins volumineux, dus eux-mêmes à la réunion d'un plus ou moins grand nombre de fibres musculaires. Leur propriété dominante est la contractilité ; lorsqu'ils se contractent ou se raccourcissent, les fibres se fléchissent en zigzag et présentent des ondulations anguleuses qui cessent avec la contraction. Ils naissent et se terminent presque tous par des aponévroses ou des tendons qui servent à les fixer aux os.

Les *tendons* (de *tendere*, tendre) sont des cordons fibreux, plus ou moins gros et longs selon les muscles, d'un blanc bleuâtre et luisant, qui terminent les muscles et vont se fixer le plus ordinairement aux os, auxquels ils transmettent le mouvement imprimé par la contraction des faisceaux musculaires. Ces espèces de cordes étaient nécessaires pour communiquer le mouvement aux parties éloignées, telles que les extrémités des doigts et des orteils, où les fibres musculaires ne pourraient se rendre sans être exposées à se rompre par le moindre effort, à moins d'exister en gros faisceaux, ce qui nuirait singulièrement à l'élégance des formes. Aussi les tendons ont-ils une longueur, une grosseur, une direction variables suivant leurs usages particuliers. En certains endroits, comme au bas de l'avant-bras et de la jambe (Pl. IV), ils se dessinent souvent en saillies remarquables, et le vulgaire les appelle *nerfs*, disant d'un homme musculeux qu'il est nerveux, ce qui est contraire à la vérité et au langage de la science. Certains tendons longs et grêles sont logés dans des dépressions que leur fournissent les os et y sont enveloppés d'une petite membrane séreuse, appelée *capsule synoviale tendineuse*, qui facilite leurs glissements.

Le *tissu cellulaire* est dû à un assemblage de lamelles blanchâtres, courtes, molles, entre-croisées et rapprochées en divers sens, laissant entre elles des vides ou aréoles dans lesquelles se fait une exhalation séreuse ou graisseuse. Nous l'avons déjà dit, considéré en général, le système cellulaire offre la configuration du corps, mais toutes les parties le pénètrent et sont pénétrées par lui ; il se montre plus ou moins lâche ou serré selon les régions où on l'observe, et établit des rapports de continuité avec toutes les parties au moyen des passages vasculaires et nerveux. Chaque organe a son tissu cellulaire spécial qui peut être considéré comme un tissu générateur. « Il est un élément important du système musculaire ; il unit les fibres charnues entre elles, il est peu visible entre les plus déliées, mais il le devient davantage à mesure qu'elles se réunissent en faisceaux plus considérables, et il forme à chacun de ceux-ci une gaîne qui le renferme. Après avoir rassemblé plusieurs de ces faisceaux pour en faire un muscle entier, le tissu cellulaire constitue une couche très marquée autour de lui, et cette couche est le plus ordinairement comme membraneuse, peu serrée et remplie de graisse en plus ou moins grande quantité, suivant les sujets. »

Les *aponévroses* (dérivé de νευρον, nerf, parce que les anciens qui appelaient νευρον toutes les parties blanches, les regardaient comme des expansions nerveuses) sont des membranes fibreuses, des toiles composées de fibres blanches, luisantes, résistantes, entrecroisées d'une manière plus ou moins serrée (Pl. IV), qui ont pour usage d'envelopper les muscles et de soutenir leurs faisceaux pendant la contraction, ou bien de pénétrer dans leur intérieur et d'augmenter leurs points d'insertion en diminuant la longueur de leurs fibres, le plus souvent de faciliter leurs attaches aux os, le tout en vue de les rendre plus puissants. Les *peaux*, les *tirants*, comme on les appelle vulgairement, que l'on rencontre dans quelques mets de nos tables, principalement dans la blanquette de veau, sont des aponévroses. La qualité de la viande dépend du plus ou moins de parties aponévrotiques et tendineuses qu'elle contient. Le filet de bœuf, qui est fourni par le muscle psoas, n'est si recherché que parce qu'il en est dépourvu.

Les *gaînes fibreuses* sont des brides fibreuses, inextensibles, qui, placées en travers des tendons, les maintiennent en place et empêchent qu'ils ne se dévient pendant la contraction des muscles. Les unes sont spéciales à certains tendons, comme aux doigts, d'autres sont communes à plusieurs, ainsi que cela se voit au poignet et au cou-de-pied (Pl. IV, n°s 36, 59).

Pour introduire de l'ordre dans l'étude particulière des muscles, nous diviserons ces organes en trois groupes principaux, comme nous avons fait pour les os. Nous aurons par conséquent : 1° les muscles de la tête ; 2° les muscles du tronc ; 3° les muscles des membres. Dans chacune de ces trois grandes régions, nous distinguerons des régions secondaires. Nos procéderons aussi de la superficie au centre. Quant aux noms par lesquels on désigne chaque muscle, on remarquera que presque tous sont dérivés de quelque qualité physique de l'organe : de la forme, de la grosseur, de la direction ou de l'étendue, etc.

Des muscles de la tête.

Comme les os de cette partie, nous les diviserons en ceux du crâne et ceux de la face.

Muscles du crane.[1] — Il n'y a que cinq muscles au crâne, encore sont-ils très minces et peu apparents, parce qu'il y a peu de mouvements à faire exécuter au cuir chevelu.

Frontal. — C'est une espèce de membrane musculeuse à fibres perpendiculaires, couchée d'une manière mobile sur le front, mais adhérente au cuir chevelu (Pl. IV, n° 1). Ce muscle se perd en haut sur l'aponévrose épicrânienne décrite ci-après.

Occipital. — Muscle analogue au précédent par la forme et les usages, étendu sur l'os dont il porte le nom (Pl. V, n° 2).

Entre ces deux muscles peu apparents est l'*aponévrose épicrânienne*, qui les réunit (Pl. IV, n°5), espèce de coiffe fibreuse mobile sur la tête, adhérente à la peau du crâne, et l'entraînant dans ses mouvements sollicités par les muscles frontal et occipital.

Auriculaires. — Ce sont trois petits muscles ou faisceaux musculaires qui, de la partie supérieure de l'oreille, vont se perdre, deux sur l'aponévrose épicrânienne, le postérieur sur l'apophyse mastoïde (Pl. IV, n° 6). —Leur action sur le pavillon de l'oreille est à peu près nulle chez l'homme; mais elle est puissante chez le cheval, le lièvre, etc., qui, en effet, ont la faculté de pouvoir diriger cet organe au-devant des sons qui leur arrivent.

MUSCLES DE LA FACE. — La face possède dix-neuf muscles appartenant aux paupières, au nez, aux lèvres et aux joues. Ils sont de formes très diverses, mais en général courts et aplatis. Ils se perdent pour la plupart dans les téguments, auxquels ils impriment ces plis, ces mouvements divers qui caractérisent les physionomies.

Sourcilier. — Petit faisceau court et étroit couché sur l'arcade sourcilière. — Il attire le sourcil vers le nez, et agit surtout dans la colère.

Palpébral ou *orbiculaire des paupières.* — C'est un muscle très mince couché dans l'épaisseur des paupières dont il forme le tissu fondamental (Pl. IV, n° 2). Nées de la partie interne du contour de l'orbite, ses fibres, après s'être séparées en deux moitiés pour les deux paupières, décrivent des courbes en forme d'ovale, au milieu duquel est l'œil. — Il ferme et ouvre les paupières.

Pyramidal. — Très petit faisceau, dépendance du frontal, qui longe la partie antérieure et supérieure du nez.

Dilatateur du nez. — Petit muscle couché en travers sur le cartilage et l'aile du nez. —Il dilate celle-ci.

Élévateur commun de l'aile du nez et de la lèvre supérieure. — Muscle mince placé sur la partie latérale du nez (Pl. IV, n°8). Il va de l'os maxillaire supérieur dans les tissus de l'aile du nez et de la lèvre supérieure, où il se perd.— En dilatant le nez, il sert à la respiration; en agissant en même temps sur l'aile et la lèvre supérieure, il donne à la physionomie le caractère qui exprime le dédain.

Abaisseur de l'aile du nez. — Il est situé derrière la lèvre supérieure, au-dessous de l'aile du nez. Il naît de l'os maxillaire supérieur au voisinage des alvéoles supérieures, et se dirige en dehors pour s'insérer sur le cartilage de l'aile nasale en confondant ses fibres avec celle du dilatateur. Il est plus large à ses extrémités qu'à son milieu.

Labial ou *orbiculairer des lèvres.* — Muscle aplati, couché dans l'épaisseur des lèvres (Pl. IV, n° 3). Il est composé de deux portions séparées par l'ouverture de la bouche et formées de fibres concentriques, demi-elliptiques, dont la courbure présente sa concavité en sens opposé pour chaque portion. — Il est constricteur des lèvres; analogue au palpébral, il ouvre et ferme la bouche. Il agit dans la succion, dans le jeu des instruments à vent; c'est lui qui, par sa contraction exagérée, donne à la bouche l'expression de mauvaise humeur.

Buccinateur. — Né du bord alvéolaire supérieur et postérieur, et profondément situé dans la joue, ce muscle, allongé, va se perdre dans les fibres du labial, près de la commissure des lèvres.— En attirant celle-ci de son côté, il agrandit transversalement l'ouverture buccale. Lorsque la bouche est remplie d'aliments, en se contractant il les presse et les pousse entre les dents. Il agit de même pour chasser l'air dans une embouchure d'instrument à vent: de là son nom, dérivé de *buccina*, trompette.

Élévateur propre de la lèvre supérieure. — Inséré près de la base de l'orbite, ce muscle, mince et à peu près quadrilatère, se dirige en dedans, uni à l'élévateur commun, et se confond avec le labial.—Il relève la lèvre supérieure et la porte un peu en dehors.

Canin. — Faisceau triangulaire profond qui, partant de la fosse canine, se perd dans la commissure des lèvres,—qu'il élève en la portant en dedans.

Zygomatiques. — Ce sont deux petits muscles allongés, fixés d'une part à l'os de la pommette, et de l'autre côté à la commissure des lèvres (Pl. IV, n° 7), qu'ils relèvent.

L'élévateur, le canin et les zygomatiques, que nous venons d'examiner, confondent leurs fibres à la commissure labiale; ils concourent à l'expression de la gaîté en épanouissant les traits. C'est le contraire pour les trois muscles suivants, qui agissent dans les passions tristes en abaissant la lèvre inférieure et la commissure labiale, et en fronçant la peau au menton.

Abaisseur de la commissure des lèvres. — Ce muscle, appelé encore *triangulaire*, naît à la base et sur le côté de l'os maxillaire inférieur, et gagne, en se rétrécissant, la commissure qu'il abaisse

Abaisseur de la lèvre inférieure. — Connu encore sous le nom de *carré* du menton (Pl. IV, n° 4), il est attaché à la base de la mâchoire inférieure, étant recouvert en partie par le précédent, et il se termine à la peau de la lèvre.—Son nom indique ses usages.

Releveur du menton. — Caché presque entièrement par le précédent, il se fixe à la base de la symphyse du menton et se perd dans la peau de cette partie.

Masséter. — Ce muscle, situé sur les côtés de la face, est épais et très fort (Pl. IV, n° 9). Une partie de ses fibres prend naissance au bord inférieur de l'os malaire, l'autre partie au bord inférieur et à la face interne de l'arcade zygomatique : les premières descendent obliquement d'avant en arrière vers l'angle de la mâchoire, les secondes se dirigent en sens inverse, cachées en bas par les précédentes ; ce muscle s'insère inférieurement sur l'apophyse coronoïde de l'os maxillaire inférieur, sur le corps et sur l'angle de cet os. — Ainsi que l'indique son nom, le masséter agit dans la mastication.

Temporal. — Ce muscle remplit la fosse temporale, étant recouvert et caché par l'aponévrose temporale sur laquelle on voit les muscles auriculaires (Pl. IV). Après être nées de divers points de cette fosse et de l'aponévrose, ses fibres descendent en convergeant, passent en gros faisceau sous l'arcade zygomatique, et embrassent l'apophyse coronoïde du maxillaire inférieur. — Comme le précédent, il agit surtout dans la mastication en élevant la mâchoire.

Ptérygoïdiens. — Ce sont deux muscles courts qui s'implantent, l'un dans la fosse ptérygoïde, l'autre à la partie externe de l'apophyse de même nom, et qui se dirigent, le premier en bas et en arrière pour s'insérer sur la face interne de l'angle du maxillaire inférieur, le second horizontalement pour se fixer sur le col du condyle du même os.—Ils agissent dans la mastication ; ils élèvent la mâchoire inférieure et la dirigent en avant.

Il y a encore d'autres muscles à la tête qui n'appartiennent ni au crâne ni à la face. Il en sera question en parlant des yeux, de la langue et du voile du palais.

Des muscles du tronc.

Le tronc possède un très grand nombre de muscles que nous distinguerons en ceux de la partie postérieure, ceux du cou, ceux du thorax, ceux de l'abdomen et du bassin.

Muscles de la partie postérieure du tronc. — Ils forment deux plans : l'un superficiel, présentant des muscles étendus qui agissent sur la tête, l'épaule et les côtes ; l'autre profond, n'ayant d'action pour ainsi dire que sur les vertèbres.

Trapèze. — Ce muscle est large, triangulaire, aplati (Pl. V, n° 7). Ses insertions sont : d'une part sur l'occipital et sur les apophyses épineuses cervicales et dorsales, d'où ses fibres se dirigent en dehors, les supérieures de haut en bas, les moyennes transversalement, les inférieures de bas en haut ; d'autre part, elles se fixent sur le tiers externe de la clavicule, sur l'acromion et sur l'épine de l'omoplate. — Selon que la contraction prend son appui à l'épaule ou à la tête, celle-ci est attirée en arrière ou celle-là est élevée ; les fibres moyennes et les inférieures agissent exclusivement sur l'omoplate.

Grand dorsal. — C'est un grand muscle triangulaire qui s'étend de la partie inférieure du dos au bras (Pl. V, n° 8). Nées de la crête iliaque, des apophyses épineuses sacrées et lombaires, de celles des six dernières vertèbres dorsales, ses fibres se dirigent en haut, en dehors et en avant, en se rapprochant les unes des autres ; elles passent sur l'angle inférieur de l'omoplate, et, formant bientôt un gros faisceau, elles s'insèrent au haut de l'humérus, derrière l'insertion du grand pectoral. — Ce muscle rapproche le bras du tronc et le porte en arrière ; lorsque l'on se tient suspendu par les mains, il soutient en grande partie le poids du corps. Il agit encore dans l'action de grimper, de monter à une échelle.

Rhomboïde. — Ce muscle, placé en travers, s'étend du ligament sus-épineux des premières vertèbres dorsales au tiers inférieur du bord postérieur de l'omoplate (Pl. V, n° 9). Ses fibres, parallèles, sont dirigées en bas et en dehors. — Il élève un peu l'angle inférieur de l'omoplate et le porte en dehors.

Angulaire. — C'est un faisceau très allongé qui s'étend obliquement de haut en bas et de dedans en dehors, des premières vertèbres cervicales à l'angle postérieur et supérieur de l'omoplate (Pl. V, n° 6). — Il élève cet angle, ou bien il attire le cou en arrière, suivant que la contraction part du côté de l'insertion supérieure ou de l'inférieure.

Petits dentelés. — Très minces et couchés en travers du dos, ces deux muscles s'étendent du ligament sus-épineux cervical et dorsal à la face externe des côtes. L'un est supérieur, l'autre inférieur ; le premier (non visible sur la plache), dirigé de dedans en dehors et de haut en bas, élève les côtes; le second, dirigé en sens inverse (Pl. V, nº 11), abaisse ces os : — de sorte qu'ils agissent en sens opposé dans la respiration. Ils sont unis par une mince aponévrose.

Splénius. — Ce muscle, qui est recouvert par la plupart des précédents, naît des six premières apophyses épineuses dorsales et des inférieures cervicales; se dirigeant en haut et en dehors, il se fixe à l'occipital et au bord postérieur de l'apophyse mastoïde (Pl. V, nº 4). — Il porte la tête en arrière en tournant la face de son côté. Lorsqu'il agit de concert avec son congénère, il renverse la tête directement en arrière.

Grand complexus. — Partant des apophyses transverses et des apophyses articulaires des dernières vertèbres du cou et des premières du dos, ses fibres s'insèrent en haut à l'occipital, en dedans et au-dessous du muscle précédent dont il croise un peu la direction (Pl. V, nº 5), — et dont il est l'antagoniste, car il fait exécuter à la tête un mouvement de rotation en dirigeant la face du côté opposé.

Petit complexus. — C'est une languette charnue couchée le long du bord externe du précédent muscle, allant des vertèbres cervicales à l'apophyse mastoïde. — Il incline la tête de son côté.

Sacro-lombaire. — Ce muscle, qu'on nomme encore *sacro-spinal*, est une grosse colonne charnue qui remplit chaque gouttière du rachis en arrière. Situé sous le grand dorsal et les dentelés, il n'est point visible sur la planche V. Il prend ses insertions, inférieurement dans les environs du sacrum, où il est recouvert par une large aponévrose, laquelle s'attache à la partie postérieure de la crête iliaque, à l'épine du sacrum, aux apophyses épineuses des vertèbres lombaires et des dernières dorsales, et fournit la plus grande partie des fibres; puis il se partage bientôt en deux faisceaux.

Le faisceau externe, qui est le muscle *sacro-lombaire* proprement dit, se montre épais en bas et se termine en pointe supérieurement. Ses fibres ont des origines et des terminaisons de plusieurs sortes; celles qui naissent de la crête iliaque vont s'attacher, par de tout petits tendons, à l'angle des six dernières côtes; celles qui partent de la partie supérieure de l'angle des douze côtes s'implantent sur les côtes supérieures et aux apophyses transverses cervicales.

Le faisceau interne, ou *long-dorsal*, plus volumineux que le précédent et ayant une disposition analogue, monte verticalement dans la gouttière du rachis qu'il remplit, et se divise en languettenb si s'attachent, les unes en dehors au bord inférieur des sept ou huit dernières côtes, les autres en dedans aux apophyses transverses des vertèbres lombaires et dorsales.

Transversaire. — Placé profondément à la partie postérieure du cou et supérieure du dos, ce muscle, grêle et allongé, naît par des petits tendons des apophyses transverses des 4e, 5e, 6e et 7e vertèbres dorsales, et se termine de même par des petits tendons sur les apophyses transverses des six dernières vertèbres du cou. Sa direction est donc perpendiculaire par conséquent.

Transversaires épineux. — C'est une série de courts faisceaux étendus obliquement des apophyses transverses aux apophyses épineuses des vertèbres supérieures, et insérés à ces os par de tout petits tendons. Ces muscles sont profondément situés et cachés par tous ceux du dos.

Les quatre muscles dont il vient d'être question, le sacro-lombaire le long-dorsal, le transversaire et les transversaires-épineux, qui, selon certains anatomistes, ne constituent pour ainsi dire qu'un seul et même muscle, ont pour usages de redresser la colonne vertébrale et de la renverser en arrière. Leurs diverses portions peuvent agir isolément de la manière suivante : la partie lombaire de la colonne vertébrale étant rendue immobile par la portion inférieure du long dorsal et du transversaire-épineux, elle devient un appui pour les autres faisceaux de ce dernier muscle, destinés à fixer la région dorsale, laquelle devient à son tour le point de départ des contractions au moyen desquelles le reste de ce même muscle transversaire-épineux assujétit le cou. L'action des transversaires-épineux d'un seul côté détermine la rotation de toute la colonne vertébrale, mouvement qui se produit lorsqu'on détourne fortement la tête pour regarder en arrière, etc.

Inter-épineux et inter-transversaires. — Ce sont encore des petits muscles qui n'agissent que sur les vertèbres entre elles. Les premiers sont de tout petits faisceaux minces placés deux à deux entre les apophyses épineuses des vertèbres cervicales qu'ils rapprochent ou retiennent; les seconds occupent les intervalles des apophyses transverses, au cou et aux lombes.

Muscles droits et obliques de la tête. — Nous terminons la myologie de la partie postérieure du tronc par quatre petits muscles dont l'action se passe entre les deux premières vertèbres et la tête : 1° le *grand droit supérieur* s'insère à l'apophyse épineuse de l'axis, et supérieurement à l'occipital ; 2° le *petit droit* s'attache à l'arc postérieur de l'atlas, et en haut à l'occipital près du trou de ce nom; 3° le *grand oblique* s'implante au sommet de l'apophyse axoïdienne d'une part et à l'apophyse transverse de l'atlas de l'autre, ayant une direction presque horizontale en dehors et en avant; 4° le *petit oblique* s'étend du sommet de l'apophyse transverse de l'atlas à l'occipital. Ces muscles ne sont pas visibles sur les planches.

Il est aisé de voir que les deux premiers de ces muscles, le grand et le petit droits, concourent à assurer la rectitude de la tête et complètent en quelque sorte la série des inter-épineux. Les deux autres produisent une légère inclinaison latérale de la tête et un mouvement de rotation qui se passe dans l'articulation de l'atlas avec l'axis.

MUSCLES ANTÉRIEURS DU COU. — Quoique peu étendue, la région du cou comprend seize muscles de chaque côté. Ces muscles appartiennent à des régions différentes, appelées superficielle, supérieure, inférieure, profonde et latérale.

Dans la région superficielle, deux muscles :

Peaucier. — Muscle très mince à fibres pâles et peu apparentes, adhérant à la peau du cou dont il semble faire partie en quelque sorte (Pl. IV, n° 10). — Usages peu importants.

Sterno-cléido-mastoïdien. — Couché sur la face latérale du cou et étendu obliquement de bas en haut et d'avant en arrière (Pl. IV, n° 11), ce muscle, long et aplati, s'attache : inférieurement, au sternum et au quart interne de la clavicule par deux faisceaux bientôt réunis en un seul; supérieurement, à l'apophyse mastoïde. — Il fléchit la tête en avant et de son côté; mais s'il agit conjointement avec son congénère, la tête est penchée directement en avant.

La région supérieure du cou présente quatre muscles de chaque côté, situés entre l'os hyoïde et l'os maxillaire inférieur. Faisons remarquer en passant que le premier de ces os n'a pas encore été décrit, parce qu'il appartient au larynx. Ces muscles ne sont pas visibles sur nos planches.

Digastrique. — Comme son nom l'indique, ce muscle a deux ventres, c'est-à-dire deux faisceaux réunis à leur extrémité par un tendon. Il se fixe, d'une part dans la rainure de l'apophyse mastoïde, d'où il se dirige en bas et en avant pour engager son tendon dans un anneau fibreux attaché à l'os hyoïde; après quoi, redevenant charnu et remontant en haut et en avant, il s'insère d'autre part à la face interne de l'os maxillaire inférieur, près de la symphyse du menton. — Ce muscle agit différemment suivant le point d'appui qu'il prend :

lorsque la mâchoire reste immobile et fixe, il élève l'os hyoïde; dans le cas contraire, la mâchoire est abaissée.

Stylo-hyoïdien. — Son nom indique ses insertions, qui sont, en haut à l'apophyse styloïde du temporal, et en bas sur le côté de l'os hyoïde.—Il porte celui-ci en haut et en arrière.

Mylo-hyoïdien. — Triangulaire et mince, ce petit muscle s'insère par sa base à la face interne de la symphyse du menton, et par son sommet au bord supérieur de l'os hyoïde. — Selon que la résistance est ici ou là, il abaisse la mâchoire ou élève le larynx.

Génio-hyoïdien. — Celui-ci va de la symphyse du menton à l'os hyoïde, et remplit les mêmes usages que le précédent.

La région inférieure du cou présente aussi quatre muscles de chaque côté, qui agissent directement ou indirectement sur l'os hyoïdien pour l'abaisser, ainsi qu'il va être expliqué après leur discription.

Omoptat-hyoïdien. — Placé obliquement sur le côté et en avant du cou, ce muscle, long et grêle, se fixe en bas au bord supérieur de l'omoplate, en haut au bord inférieur du corps de l'os hyoïde.

Sterno-hyoïdien. — C'est une espèce de ruban charnu couché au devant du cou, allant du bord supérieur et postérieur du sternum à la partie inférieure du corps de l'os hyoïde.

Sterno-thyroïdien. — Autre ruban charnu couché sous le précédent, qui s'étend de la face postérieure du sternum au cartilage thyroïde dont il sera parlé plus loin (Pl. IV, n° 12).

Thyro-hyoïdien. — Muscle court, presque carré, fixé en bas sur le cartilage thyroïde où il semble se continuer avec le précédent, et en haut à la face postérieure et sur la grande corne de l'os hyoïde.

Comme on le voit, prenant leur point fixe en bas, ces quatre muscles abaissent ou rendent fixe l'os hyoïde; les deux premiers agissent directement, puisqu'ils s'insèrent précisément sur cet os; le sterno-thyroïdien agit indirectement en attirant le cartilage thyroïde, le thyro-hyoïdien agit en prenant un point d'appui sur ce cartilage. Il résulte de là que les muscles des deux régions supérieure et inférieure du cou sont antagonistes, et que ceux de la première région n'abaissent la mâchoire inférieure que quand ceux de la seconde fixent l'os hyoïde, qui doit leur donner un point d'appui.

La région profonde du cou nous offre trois muscles qui occupent la partie antérieure de la colonne cervicale, où ils sont invisibles sur la planche.

Grand droit antérieur de la tête. — Naissant des apophyses transverses des six dernières vertèbres cervicales par autant de petits tendons, il se dirige en haut en devenant plus épais, et se fixe à la partie inférieure de l'occipital. — C'est un fléchisseur de la tête.

Petit droit. — Étroit faisceau obliquement situé entre la partie latérale de l'atlas et l'apophyse basilaire de l'occipital.

Long du cou. — Muscle allongé, fusiforme, s'attachant inférieurement à la face antérieure du corps des trois premières vertèbres dorsales et des six dernières cervicales, aux apophyses transverses des cinq dernières vertèbres du cou, supérieurement au tubercule de l'arc antérieur de l'atlas.

De ces trois muscles, les deux premiers ramènent en avant la tête et la fléchissent : ils sont par conséquent antagonistes des muscles postérieurs du cou. Le troisième agit sur la colonne vertébrale.

A la région latérale du cou, nous trouvons trois muscles.

Scalènes. — Ce sont deux muscles allongés, profondément placés sur le côté du cou. Le scalène *antérieur* naît sur le milieu de la première côte, et, remontant, se fixe aux apophyses transverses des 3e, 4e, 5e et 6e vertèbres cervicales, par autant de petits tendons qui succèdent à des languettes charnues. Le scalène *postérieur* naît de la première et de la deuxième côte par deux faisceaux qui se confondent bientôt pour se terminer aux apophyses transverses des six dernières vertèbres cervicales, par autant de petits tendons. Ces deux muscles inclinent latéralement la tête. Entre eux passent, ainsi qu'on le voit imparfaitement sur la Pl. XVI, l'artère sous-clavière et la veine de même nom.

Droit latéral de la tête. — C'est un mince faisceau, situé entre l'apophyse transverse de l'atlas et l'occipital.

Il y a encore d'autres muscles au cou, mais qui appartiennent au larynx et au pharynx, organes que nous étudierons plus tard.

MUSCLES DU THORAX. — En avant et sur les côtés du thorax, entre les côtes, entre la cavité pectorale et la cavité abdominale sont beaucoup de muscles que nous essaierons de décrire.

Grand pectoral. — Placé à la partie antérieure et supérieure de la poitrine, au-devant de l'aisselle dont il forme le bord antérieur (Pl. IV, n° 14), ce muscle est comme un grand triangle, dont la base répond à la poitrine et le sommet au bras. En effet, nées de l'extrémité interne de la clavicule, de la face du sternum et des cartilages des 2e, 3e, 4e, 5e et 6e côtes, et même quelquefois de l'aponévrose du grand oblique de l'abdomen, ses fibres se dirigent en dehors, les supérieures de haut en bas, les moyennes horizontalement, les inférieures de bas en haut; elles se rapprochent en convergeant, et se terminent à un gros tendon qui se fixe à la partie supérieure et antérieure de l'humérus. — Ce muscle agit de deux manières: s'il prend son point d'appui sur la poitrine, il abaisse le bras en le dirigeant en dedans et en avant; s'il le prend sur l'humérus préalablement fixé, il soulève les côtes et sert à la respiration, comme le prouvent les asthmatiques qui se cramponnent aux corps résistants pour augmenter les forces d'inspiration. Il agit aussi, comme le grand dorsal, dans l'action de grimper, en soulevant le tronc sur le membre supérieur.

Petit pectoral. — Il est caché sous le précédent (Pl. IV, n° 16). Il s'insère aux 3e, 4e et 5e côtes, et s'implante en dehors, par un tendon étroit, à l'apophyse coracoïde.—Ce muscle est abaisseur du moignon de l'épaule ou élévateur des côtes, selon qu'il prend son point fixe sur le thorax ou sur l'omoplate.

Grand dentelé. — C'est un muscle très étendu, mais mince, couché sur le côté du thorax (Pl. IV, n° 17). Voici sa disposition. Sur la face externe des huit ou neuf premières côtes naissent des languettes charnues, espèces de dentelures formant autant de faisceaux distincts, lesquels se réunissent en trois portions principales qui se dirigent en dehors et en haut pour se fixer, la supérieure à l'angle postérieur et supérieur de l'omoplate, la moyenne au bord spinal, l'inférieure à l'angle inférieur; si bien que la face externe du muscle est en rapport, sous l'omoplate, avec le muscle sous-scapulaire, en bas et en avant avec la peau, en arrière avec le grand dorsal. — Il agit, tantôt sur l'omoplate, d'une manière qui varie selon la portion qui se contracte, tantôt sur les côtes, qu'il soulève lorsqu'il prend son point d'appui au scapulum.

Intercostaux. — Les muscles intercostaux forment deux plans musculeux, minces et superposés, qui remplissent les intervalles des côtes. Le plan *externe* ou superficiel, dont on peut voir une portion sur la Pl. IV, dirige ses fibres obliquement de haut en bas et d'arrière en avant, d'un bord costal à l'autre. Le plan *interne*, caché derrière le précédent, a ses fibres dirigées dans le sens contraire. — Ces muscles sont élévateurs des côtes; par leur entrecroisement, ils offrent des conditions de résistance et d'élasticité remarquables pour les parois de la poitrine.

Diaphragme. — Ce muscle est une espèce de voûte, moitié aponévrotique et moitié charnue, située entre les cavités thoracique et abdominale, qu'elle sépare (Pl. VI, fig. 1). C'est une cloison bombée à convexité supérieure, étendue à tout l'espace limité par les parois inférieures de la poitrine. Au centre de ce muscle est une aponévrose trilobée, qu'on nomme *centre phrénique*, de laquelle semblent naître les fibres charnues qui vont en rayonnant vers la circonférence, et qui se fixent, les antérieures à la face postérieure et inférieure du sternum, les latérales à la face interne des cartilages des six dernières côtes et au bord inférieur de la dernière côte, les postérieures enfin, qui descendent bien plus bas, sur les côtés et au-devant de la colonne lombaire. Ces fibres postérieures forment en effet deux prolongements qui ont reçu le nom de *piliers.* Le pilier droit est plus long que le gauche ; ils sont séparés par un intervalle que traverse l'œsophage et qui est converti en ouverture par deux bandelettes musculaires, croisées en sautoir. De la rencontre de ces bandelettes résulte une arcade, sous laquelle passent l'aorte, le canal thoracique et la veine azygos que nous connaîtrons plus tard. Au centre phrénique existe une troisième ouverture pour le passage de la veine cave inférieure.

Les fonctions du diaphragme sont importantes à étudier. Pour les comprendre, il faut savoir que les fibres musculaires prennent leur point d'appui au centre phrénique, et que celui-ci est lui-même rendu fixe par les piliers. En se contractant, et, partant, se rétrécissant, ces fibres tendent à devenir droites, par conséquent elles agrandissent par ce mouvement le diamètre vertical de la poitrine, en même temps qu'elles diminuent proportionnellement la cavité abdominale. Suivant qu'il se contracte ou se relâche, le diaphragme est inspirateur ou expirateur ; dans le premier cas, en effet, abaissant sa voûte, il agrandit la poitrine et y provoque l'entrée de l'air respiratoire ; dans le second cas, reprenant sa forme convexe, il chasse cet air des poumons qu'il refoule de bas en haut.

Muscles de l'abdomen. — Les parois du ventre sont formées par des muscles et des aponévroses très intéressants à connaître, parce qu'ils jouent un grand rôle dans plusieurs fonctions importantes, telles que la respiration, l'accouchement, la défécation, etc. Ces parois, nous les distinguerons en antérieure et latérale, et en postérieure et inférieure.

La paroi antérieure et latérale du ventre comprend cinq muscles, dont quatre très étendus, et un petit, inconstant.

Droit de l'abdomen. — C'est un muscle long et plat, quoique assez épais, situé verticalement en avant du ventre, séparé de son congénère par la ligne blanche (Pl. IV, n° 19). Il s'insère en haut à la partie antérieure des cartilages des trois dernières vraies côtes, et en bas au bord supérieur du pubis. Il est coupé d'espace en espace par des intersections aponévrotiques qui en augmentent la force. Ce muscle est contenu dans une gaîne formée par les aponévroses des autres muscles de l'abdomen, comme l'est, sur la planche, son congénère du côté droit, aponévroses dont nous allons étudier tout à l'heure la disposition. — Lorsque le droit de l'abdomen prend son point fixe au pubis, il abaisse le thorax et concourt à l'expiration; s'il le prend aux côtes, il relève le bassin et agit puissamment dans l'action de grimper.

Grand oblique. — C'est le plus étendu de tous les muscles (Pl. IV, n° 18). En effet, il s'attache : 1° en haut, à la face externe et au bord inférieur des sept ou huit dernières côtes; 2° en bas, au tiers antérieur de la crête iliaque; 3° en avant, à la ligne blanche, au moyen d'une large aponévrose qui va être décrite séparément; 4° en arrière, il se perd dans les tissus musculaires et aponévrotiques de ces parties. Nées de ces différents points, ses fibres charnues sont dirigées de haut en bas et d'arrière en avant. — En se contractant, elles compriment les viscères contenus dans l'abdomen, et agissent dans les efforts d'expulsion des matières alvines. Ce muscle est expirateur, parce qu'il abaisse les côtes, etc.

Petit oblique. — Situé sous le précédent (Pl. IV, n° 20), ce muscle s'étend du bord des quatre fausses côtes aux trois quarts antérieurs de la crête iliaque, d'un côté, et des apophyses épineuses des dernières vertèbres lombaires à la ligne blanche, de l'autre; mais dans ce dernier sens, il se termine par une aponévrose qui s'unit à celle du grand oblique, ainsi qu'il va être expliqué. Ses fibres ont une direction oblique de bas en haut et d'arrière en avant, et croisent par conséquent la direction de celles du précédent.

Transverse. — Ce muscle est encore plus interne que les grand et petit obliques, sous lesquels il s'étale depuis les lombes jusqu'à la ligne blanche, et de la face interne des sept dernières côtes, où il mêle ses insertions à celles du diaphragme, aux trois quarts antérieurs de la crête iliaque (Pl. VI, E). Ses fibres sont dirigées transversalement.

Les *aponévroses abdominales* sont des toiles fibreuses qui renforcent les muscles de l'abdomen que nous venons de décrire. Leur disposition est remarquable. Pour les étudier, nous les prendrons à la ligne médiane, et nous les suivrons ainsi de dedans en dehors (Pl. IV).

Il existe depuis l'appendice xiphoïde jusqu'au pubis, entre les deux muscles droits, une espèce de cordon tendineux, connu sous le nom de *ligne blanche*. Au milieu est l'*ombilic*, cicatrice enfoncée qui remplace le trou par lequel passait le cordon ombilical chez le fœtus. De chaque côté de la ligne blanche partent deux aponévroses dont l'une passe devant le muscle droit, l'autre derrière. La première ou l'antérieure, arrivée au bord externe de ce muscle droit, se divise en deux feuillets dont l'antérieur reçoit les insertions des fibres charnues du grand oblique, et le postérieur celles du petit oblique. Le feuillet antérieur occupe toute la surface abdominale de son côté (Pl. IV); en bas il se replie, s'épaissit beaucoup, et, s'insérant à l'épine supérieure et antérieure de l'os iliaque et au pubis, il forme une arcade qui convertit en trou la grande échancrure du bord antérieur de cet os : c'est l'*arcade crurale* (n° 21), sous laquelle passent des muscles, vaisseaux et nerfs. Un peu avant d'arriver au pubis, ce feuillet, qui forme l'arcade et qu'on nomme *ligament de Fallope*, se partage en deux bandelettes qui se fixent l'une au-dessus de l'autre sur le pubis, laissant entre elles un intervalle qu'on nomme *anneau inguinal* (n° 22), lequel donne passage au cordon du testicule chez l'homme et au ligament rond chez la femme.

Le feuillet qui passe derrière le muscle droit se divise aussi en deux autres : l'antérieur se joint au petit oblique, le postérieur au transverse.

Nous venons d'étudier les parois antérieure et latérale de l'abdomen; la paroi postérieure possède quatre muscles.

Carré des lombes. — A peu près quadrilatère, il s'insère, en bas à la partie postérieure de la crête iliaque, en haut à la dernière côte, en dedans aux apophyses transverses des quatre premières vertèbres lombaires. Son bord externe est en rapport avec les aponévroses abdominales (Pl. VI, fig. 1 n°6).

Grand psoas. — Ce muscle est couché dans la profondeur du ventre sur les côtés des lombes (Pl. VI, fig. 1, n° 2). Il s'attache en haut au côté du corps de la dernière vertèbre dorsale et des premières lombaires; il se dirige en bas, longe la partie latérale du bassin, et se résume en un tendon qui passe sous le ligament de Fallope ou l'arcade crurale, et s'échappe du bassin pour s'enfoncer dans la partie supérieure interne de la cuisse, où il s'implante sur le petit trochanter.—Il fléchit la cuisse sur le bassin ou le tronc sur la cuisse, suivant qu'il prend son point d'appui sur celui-là ou sur celle-ci.

Iliaque. — Ce muscle occupe la fosse iliaque interne. Ses fibres se terminent à un tendon qui se joint à celui du psoas (Pl. VI, fig. 1, n° 5).

Petit psoas. — Très petit muscle qui manque souvent. Il est couché, lorsqu'il existe, le long du grand psoas, mais son tendon s'arrête sur le bord du bassin (Pl. IV, fig. 1, n° 3).

Il nous reste à examiner lés muscles de la paroi inférieure de l'abdomen, mais comme ils font partie intégrante du rectum et de l'anus, nous les étudierons avec ces organes. Considérons actuellement l'abdomen dans son ensemble.

L'abdomen dans son ensemble.

L'*abdomen* ou *cavité abdominale* (de *abdere* cacher), appelé encore *ventre, bas-ventre*, est la plus grande des trois cavités splanchniques (*). Il est borné, en haut par le diaphragme; en bas par le bassin; en arrière par les vertèbres lombaires; sur les côtés et en avant par les plans musculeux que nous venons d'étudier. On le divise antérieurement en trois régions qui sont, en allant de haut en bas, les régions épigastrique, ombilicale et hypogastrique. Chacune d'elles est, elle-même, divisée en trois autres, une moyenne et deux latérales : ainsi la région épigastrique comprend l'épigastre E et les hypochondres H, H; la région ombilicale comprend

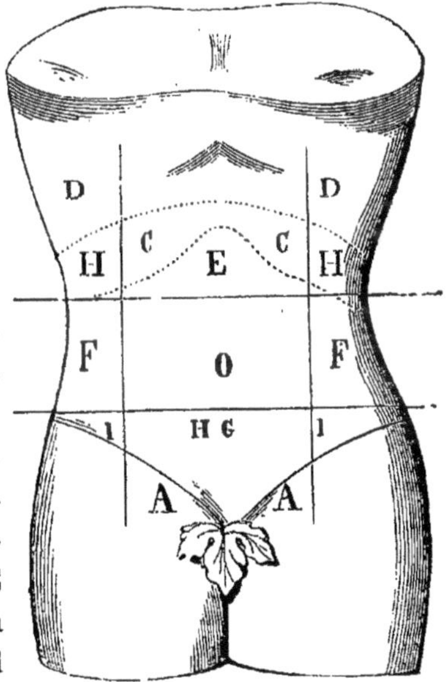

(*) Ces cavités sont le crâne, la poitrine et le ventre. On les appelle splanchniques (de σπλαγχνον, viscère), parce qu'elles contiennent en effet les *viscères*, mot qui vient de *vesci*, se nourrir, et qui désignait particulièrement les organes qui concourent à la digestion (*viscera*).

l'ombilic O, et les flancs F, F; la région hypogastrique comprenp l'hypogastre H G, et les fosses iliaques I, I; A, A indiquant les aines. Dans cette même figure, la ligne courbe pointillée D, D limite la poitrine en bas et l'abdomen en haut, au point correspondant au muscle diaphragme; la ligne anguleuse C, C indique le lieu où viennent aboutir les cartilages de prolongement des côtes inférieures.

Des muscles du membre supérieur ou thoracique.

Les membres, surtout les supérieurs, sont, sans contredit, les parties le plus abondamment pourvues de muscles: c'est aussi que l'importance et la variété des mouvements qu'ils exécutent sont immenses. Les muscles du membre thoracique se divisent, comme les os, en ceux de l'épaule, du bras, de l'avant-bras et de la main. Ils sont enveloppés, ainsi que nous le redirons plus tard et qu'on le voit au bras droit des figures XVII et XVIII, par une aponévrose commune qui leur forme une espèce de gaine ou de fourreau.

Muscles de l'épaule. — La région de l'épaule possède six muscles. Prenant leur point de résistance à l'omoplate et venant s'insérer à la partie supérieure de l'humérus, ils agissent sur le bras de la manière que nous allons expliquer.

Deltoïde. — C'est le plus fort muscle de l'épaule, dont il occupe la partie externe et forme le moignon (Pl. V, n° 12). Ses fibres naissent de la clavicule, de l'acromion et de l'épine de l'omoplate, se dirigent en dehors en se rapprochant les unes des autres, embrassant l'articulation qu'elles recouvrent, et se fixent par un fort tendon à la partie externe et moyenne de l'humérus. — Ce muscle élève le bras en le portant en dehors, en avant ou en arrière, selon qu'il agit par ses fibres moyennes, antérieures ou postérieures.

Sus-épineux. — Il occupe la fosse sus-épineuse de l'omoplate, et se fixe par un tendon à la tête de l'humérus (Pl. V, n° 13). — Il concourt à élever le bras.

Sous-épineux. — Il est couché dans la fosse sous-épineuse de l'omoplate, et se fixe aussi par un tendon à la tête de l'humérus, en arrière du précédent (Pl. V, n° 14). — Il est rotateur du bras en dehors.

Sous-scapulaire. — Il tapisse la face interne du scapulum ou omoplate et est par conséquent invisible sur la planche; il implante on tendon de terminaison sur la tête de l'humérus, en dedans, s'identifiant avec la capsule de l'articulation. — Ce muscle est rotateur du bras en dedans.

Petit et grand ronds. — Ces deux muscles, situés l'un à côté de l'autre, parallèlement, le long du bord inférieur de l'omoplate (Pl. V, nos 15 et 16) s'insèrent à la partie supérieure de l'humérus, le premier sur la grosse tubérosité de la tête de l'os, le second en dedans à la coulisse bicipitale. — Celui-ci est rotateur du bras en dedans, celui-là rotateur en dehors.

Muscles du bras. — Ces muscles sont au nombre de quatre, tous plus ou moins allongés et forts. Leur insertion supérieure est à l'omoplate ou à l'humérus, l'inférieure se fait sur les os de l'avant-bras.

Biceps. — Ce muscle est situé en avant du bras (Pl. IV, n° 24). Son insertion supérieure est double; car elle se fait d'une part sur le pourtour de la cavité glénoïde par un tendon grêle qui pénètre dans la capsule articulaire, d'autre part sur l'apophyse coracoïde par un autre tendon commun avec le coraco-brachial (n° 37). Mais, divisé en deux portions supérieurement, il ne forme bientôt qu'un seul corps qui descend le long du bras, et se termine par un tendon sur la tubérosité bicipitale du radius. — Ce muscle fléchit l'avant-bras sur le bras, et est l'agent le plus puissant de cette flexion.

Coraco-brachial. — Ce muscle commence à l'apophyse coracoïde par un tendon qui lui est commun avec le biceps (Pl. IV, n° 38), et il se fixe par une aponévrose vers le milieu de la face interne de l'humérus. — Il élève le bras qu'il porte aussi en avant et en dedans.

Brachial antérieur. — Il occupe la moitié inférieure du bras, depuis l'insertion du deltoïde à l'humérus, jusqu'au dessous de l'apophyse coronoïde du cubitus (Pl. IV, n° 39). Large en haut, il est plus étroit en bas. — Il fléchit aussi l'avant-bras sur le bras.

Triceps-brachial. — C'est le plus volumineux des muscles du bras dont il occupe la région postérieure (Pl. V, n° 17). Il est formé en haut par trois portions, car il naît : 1° du bord externe de l'humérus près de sa tête; 2° du bord inférieur de l'omoplate, passant entre les muscles ronds; 3° de l'humérus au-dessous des insertions du grand rond et du grand dorsal. Ces trois portions se réunissent en une seule qui embrasse toute la face postérieure de l'humérus, le coude, et qui se fixe par un tendon sur l'olécrâne qu'elle enveloppe et cache complétement. — Ce muscle est antagoniste des précédents;

il étend l'avant-bras sur le bras. Les premiers sont fléchisseurs, mais lui est extenseur.

MUSCLES DE L'AVANT-BRAS. — C'est à l'avant-bras surtout que les muscles sont nombreux, parce qu'ils exécutent tous les mouvements du poignet et des doigts. Excepté un ou deux, ils sont généralement allongés, fusiformes et terminés par des tendons grêles qui s'insèrent aux os du carpe et aux phalanges. Ces muscles, en raison de leur mode d'action, ont été distingués en *fléchisseurs, extenseurs*, *pronateurs* et *supinateurs*. Les premiers fléchissent l'avant-bras sur le bras, le poignet sur l'avant-bras, et les doigts sur le poignet; les extenseurs agissent en sens contraire; les pronateurs font exécuter un mouvement par lequel l'extrémité inférieure du radius se porte au-devant du cubitus, et la main exécute une sorte de rotation de dehors en dedans; les supinateurs produisent le mouvement contraire du précédent. Nous considérerons trois régions à l'avant-bras, une antérieure, une postérieure, la troisième, latérale externe ou radiale.

La région antérieure de l'avant-bras se distingue elle-même en superficielle et en profonde. A la région superficielle, cinq muscles qui s'attachent supérieurement, par un tendon commun, à la tubérosité interne de l'humérus, et dont nous n'indiquerons que l'insertion inférieure : 1° le *rond pronateur* (Pl. IV, n° 28), qui se termine sur le milieu de la face externe du radius; 2° le *grand palmaire* ou *radial antérieur* (n° 30), qui s'insère au second os du métacarpe; 3° le *petit palmaire* (n° 32), dont le tendon s'épanouit dans l'aponévrose palmaire; 4° le *cubital antérieur* (n° 33), qui s'implante par un fort tendon sur l'os pisiforme; 5° le *fléchisseur superficiel des doigts*, recouvert par les précédents (n° 31), divisé bientôt en quatre portions, se termine par quatre tendons, lesquels passent sous le ligament annulaire du carpe, s'écartent les uns des autres et vont, un pour chaque doigt, s'attacher aux parties antérieures et latérales de la phalange moyenne.—La région antérieure profonde possède trois muscles: 1° le *fléchisseur profond des doigts* (n° 41), recouvert par le fléchisseur superficiel, naît du cubitus et du ligament inter-osseux, se partage inférieurement en quatre faisceaux et se termine par autant de tendons qui vont s'implanter au-devant de l'extrémité articulaire de la phalange de l'ongle, en traversant une fente que leur offre le tendon du muscle fléchisseur superficiel au niveau de la seconde phalange; 2° le *long fléchisseur du pouce* (n° 43), attaché à la face extérieure et supérieure du radius, au ligament inter-osseux, engage son tendon sous le ligament annulaire du carpe; avec ceux des fléchisseurs, et va se fixer au-devant de la base de la dernière phalange du pouce; 3° le *petit* ou *carré pronateur*, muscle mince quadrilatère placé transversalement sur le quart inférieur de la face antérieure des deux os de l'avant-bras, derrière les muscles précédents.

La région postérieure de l'avant-bras se distingue, comme l'antérieure, en superficielle et en profonde.—La région superficielle compte quatre muscles qui, sauf le dernier, se fixent supérieurement sur la tubérosité externe de l'humérus, et inférieurement de la manière suivante : 1° l'*extenseur commun des doigts* (Pl. V, n° 22), se divise en quatre portions qui envoient chacune un long tendon s'attacher à la face postérieure des dernières phalanges des quatre doigts; 2° l'*extenseur propre du petit doigt* (n° 22 *bis*) attache son tendon aux deux dernières phalanges du doigt auriculaire; 3° le *cubital postérieur* fixe le sien à l'extrémité supérieure de l'os du métacarpe qui répond au petit doigt (n° 29); 4° l'*anconé* (n° 19), muscle court et triangulaire, est situé au-dessous du coude, s'implantant sur l'épicondyle en haut, sur le côté de l'olécrâne et sur la face postérieure supérieure du cubitus.—La région postérieure profonde de l'avant-bras présente aussi quatre muscles qui s'insèrent en haut, les uns contre les autres, sur la face postérieure du cubitus, et en bas de la manière que voici : 1° le *grand abducteur du pouce* (n° 25), sur le premier os du métacarpe; 2° le *court extenseur du pouce* (n° 27), sur l'extrémité supérieure de la première phalange du pouce; 3° le *long extenseur du pouce* (n° 26), sur la seconde phalange du pouce; 4° l'*extenseur propre de l'index* (n° 28), sur les deux dernières phalanges du doigt indicateur.

La région externe ou radiale de l'avant-bras possède également quatre muscles : 1° le *long supinateur* (Pl. IV, n° 26), très allongé, qui s'insère, en haut au bord externe de l'humérus, entre le cubital antérieur et le triceps; en bas, par un tendon long, sur l'apophyse styloïde du radius; 2° le *premier* ou *long radial externe* (n° 27) s'attache supérieurement au bord externe et tout-à-fait inférieur de l'humérus et à la tubérosité externe de cet os, inférieurement à l'extrémité supérieure du métacarpien de l'index; 3° le *second* ou *court radial*, situé sous le précédent, qui le cache, naît de l'épicondyle au moyen du tendon commun aux muscles de la région postérieure superficielle, et se fixe en bas à l'extrémité supérieure de l'os métacarpien du doigt médius; 4° le *court supinateur* s'insère à la tubérosité externe de l'humérus, et en bas au tiers supérieur du radius qu'il contourne et embrasse.

Une *gaîne fibreuse* ou *tendineuse* (Pl. V, n° 24), croisant la direction des muscles près du poignet, à la manière d'un bracelet ou d'un anneau (*ligament annulaire du carpe*), bride en avant et en arrière les tendons fléchisseurs et extenseurs, afin qu'ils ne s'écartent pas. Nous en reparlerons.

Muscles de la main. — Ces muscles sont très petits en général. Ils occupent la région palmaire et les espaces inter-osseux.

La région palmaire offre deux groupes de petits muscles qui constituent deux éminences : 1° l'*éminence thénar* (Pl. IV, n° 34) est composée de muscles fléchisseurs, lesquels naissent sur le ligament annulaire du carpe et se dirigent en dehors pour s'insérer à l'os métacarpien du pouce et aux phalanges de ce doigt ; 2° l'*éminence hypothénar* (n° 46), née en dedans de la précédente dont elle est séparée par les tendons fléchisseurs des doigts, se dirige en dehors vers le petit doigt. Il y a encore, à la région palmaire, les *muscles lombricaux*, très petits faisceaux couchés le long des tendons fléchisseurs profonds des doigts, dont ils sont auxiliaires.

Nous passerons sous silence les muscles inter-osseux du métacarpe.

Nous l'avons déjà dit, le membre supérieur est enveloppé d'une aponévrose commune qui lui forme étui (Pl. XVI et XVII, le bras droit). Après s'être étalée sur les muscles de l'épaule et s'être fixée aux saillies osseuses de cette région, cette aponévrose, composée de fibres entre-croisées, se porte sur le bras (*aponévrose brachiale*), puis sur l'avant-bras (*aponévrose anti-brachiale*), et sur la main (*aponévrose palmaire*), fournissant des cloisons qui s'enfoncent entre les muscles, des insertions aux fibres musculaires, et s'attachant aux saillies osseuses, etc. Autour du poignet, elle constitue une sorte de bracelet qui bride en avant et en arrière les tendons des muscles de l'avant-bras (*ligament annulaire du carpe*). La moitié antérieure de ce ligament convertit en canal la gouttière profonde de la face palmaire du carpe, dans laquelle sont couchés les tendons fléchisseurs (Pl. IV) ; la moitié postérieure, plus superficielle, envoie des prolongements qui concourent à former des gaînes ou coulisses spéciales aux tendons extenseurs (Pl. V). A la main, l'aponévrose dont il est question se divise : 1° en *palmaire superficielle* (Pl. IV, n° 35), qui adhère à la peau et se termine sur les côtés de l'extrémité inférieure des os métacarpiens par des lanières bifurquées, sous lesquelles passent les tendons fléchisseurs, les vaisseaux et les nerfs; 2º en *palmaire profonde*; 3º en *aponévrose dorsale*, qui se perd dans le tissu cellulaire sur la racine des doigts.

Considérées dans leur ensemble, les aponévroses du membre supérieur forment une manche fibreuse qui sépare les parties charnues de la peau. Entre l'aponévrose d'enveloppe et la peau sont les veines et vaisseaux lymphatiques superficiels.

Des muscles du membre inférieur ou pelvien.

Nous distinguerons ces muscles en ceux de la hanche, de la cuisse, de la jambe et du pied. Une aponévrose commune les enveloppe aussi comme ceux du bras.

Muscles de la hanche. — Au nombre de neuf, presque tous puissants, ces muscles naissent de points différents sur le bassin, et se fixent sur ou autour du grand trochanter: — conséquemment ils agissent sur le fémur et sur le bassin.

Grand fessier. — Ce muscle est le plus volumineux de la fesse (Pl. V, nº 30). Il s'insère supérieurement à la crête iliaque, au sacrum et au coccyx, inférieurement à la face externe et supérieure du fémur. Ses fibres se terminent par un large tendon qui glisse sur la face externe du grand trochanter, et qui s'attache aux rugosités étendues de cette éminence à la ligne âpre. — Le grand fessier tend la cuisse, la porte et la tourne en dehors.

B. *Moyen fessier*. — Situé sous le précédent, en avant surtout (Pl. V, nº 31), triangulaire, il naît de la face externe de l'os iliaque (fosse iliaque externe) par des fibres convergentes qui se fixent, au moyen d'une épaisse aponévrose, sur le grand trochanter. — Il agit comme le précédent.

Petit fessier. — Situé sous le moyen fessier et de même forme que lui, il s'insère à la partie inférieure de la fosse iliaque externe, et se fixe aussi par un tendon au grand trochanter.

Les trois fessiers ont les mêmes usages: ils portent et tournent la cuisse en dehors lorsque le point d'appui est au bassin; dans l'état de fixité du fémur, ils inclinent le bassin de leur côté. — Les muscles qui suivent vont être rotateurs ou abducteurs, suivant les cas.

Pyramidal. — Triangulaire et situé en partie dans le bassin, en partie dans la région supérieure et postérieure de la cuisse (Pl. V, nº 32), ce muscle naît à la face interne du sacrum et du ligament sacro-sciatique, sort du bassin par l'échancrure sciatique et implante son tendon sur la face externe du grand trochanter.

Obturateur interne. — Né dans le bassin, de la face interne du ligament obturateur, il se contourne sur l'ischion et se fixe, en dehors, dans la cavité du grand trochanter (Pl. V, n° 33).

Jumeaux. — Ce sont deux petits muscles allongés et arrondis qui vont de l'épine sciatique et de l'ischion au grand trochanter (Pl. V, n° 33).

Carré. — Faisceau quadrilatère s'insérant en dedans à l'ischion, en dehors à la partie inférieure et postérieure du grand trochanter (Pl. V, n° 34).

Obturateur externe. — Né sur le pourtour du trou ovalaire ou sous-pubien, triangulaire et aplati, il se fixe par un tendon dans le fond de la cavité du grand trochanter (Pl. VI, fig. 1, n° 7).

Tous ces muscles sont rotateurs de la cuisse en dehors, dans l'extension du membre, et abducteurs, dans la position assise. Dans la station sur un pied, prenant leur appui sur le fémur fixé, ils deviennent rotateurs du bassin, action qui se produit dans maintes attitudes que prennent les danseurs.

Muscles de la cuisse. — Nombreux, forts et allongés, ces muscles s'insèrent, en haut au bassin, en bas aux os de la jambe ou même au fémur, agissant plus particulièrement sur la jambe qu'ils fléchissent ou étendent. Ils occupent trois régions, l'antérieure, la postérieure et l'interne.

La région antérieure de la cuisse comprend trois muscles:

Couturier. — Le plus long du corps (Pl. IV, n° 48), il s'étend, sous forme de ruban, de l'épine antérieure et supérieure de l'os iliaque, où son insertion est aponévrotique, jusqu'au dessous de la tubérosité interne du tibia, où il se fixe par un tendon aplati qui envoie en avant et en arrière une expansion donnant lieu à ce qu'on a appelé la *patte-d'oie.* Ainsi sa direction est oblique de haut en bas et de dehors en dedans. — Il fléchit la jambe sur la cuisse en la dirigeant en dedans, comme dans la position assise des tailleurs, d'où son nom de couturier.

Droit antérieur ou *crural.* — Long, fusiforme (Pl. IV, n° 50), il s'attache en haut, par un double tendon, à l'épine antérieure et inférieure de l'os iliaque, et au-dessous du rebord de la cavité cotyloïde, en bas sur le bord supérieur de la rotule par un tendon qui s'unit à celui du triceps. — Il est extenseur de la jambe.

Triceps crural. — C'est un vaste muscle qui embrasse le fémur en avant et latéralement (Pl. IV, n° 64). Divisé en trois portions en haut, il est simple en bas. Les trois portions s'attachent au fémur lui-même, sur les côtés de la ligne âpre, depuis la base des trochanters jusque près du genou; l'interne est plus volumineuse en bas qu'en haut, l'externe au contraire plus grosse supérieurement. Puis ces trois faisceaux n'en forment qu'un seul qui s'implante par un large tendon à la rotule et aux tubérosités tibiales. — Il étend la jambe sur la cuisse pendant la marche, le saut. Lorsqu'on est assis et qu'on veut se lever, il étend la cuisse sur la jambe en prenant appui à la rotule.

La région postérieure de la cuisse nous offre trois muscles, qui sont des fléchisseurs de la jambe.

Demi-tendineux. — Allongé, fusiforme, charnu en haut, tendineux en bas, il s'insère supérieurement à l'ischion; inférieurement à la partie inférieure de la tubérosité interne du tibia (Pl. V, n° 36); son tendon supérieur se confond avec la longue portion du biceps; l'inférieur est uni à celui du droit interne. Sa direction est légèrement oblique en dedans. — Il fléchit la jambe sur la cuisse ou celle-ci sur celle-là, selon le point d'appui.

Demi-aponévrotique. — Caché sous le précédent et ayant la même direction que lui (Pl. V, n° 37), ce muscle, mince en haut et épais en bas, naît de l'ischion par une aponévrose qui en forme presque la moitié, et se fixe en bas à la tubérosité interne du tibia par un tendon qui commence à la hauteur du point où finit l'aponévrose, celle-ci étant externe, le tendon interne par rapport au muscle. — Il a les mêmes usages que le demi-tendineux.

Biceps. — Le biceps-crural, volumineux et allongé, est situé en dehors de la face postérieure de la cuisse (Pl. V, n° 35). Bifurqué en haut et simple en bas, il s'attache supérieurement à la tubérosité ischiatique, conjointement avec le demi-tendineux, et au fémur sur la ligne âpre, entre le triceps et les adducteurs (n° 39); en bas, la réunion des deux portions en une seule s'implante à la tubérosité externe du tibia et au péroné au moyen d'un fort tendon. — Ce muscle fléchit aussi la cuisse.

La région interne de la cuisse se compose de cinq muscles qui sont adducteurs et fléchisseurs de la jambe et de la cuisse.

Droit interne. — Muscle triangulaire dont la base s'implante sur le corps du pubis et sur sa branche descendante (Pl. VI, fig. 2, *a*), et le sommet sur la tubérosité interne du tibia par un tendon grêle. — Il est fléchisseur et adducteur de la jambe.

Adducteurs. — Situés derrière le précédent, ces muscles, au nombre de trois, triangulaires, s'attachent en haut, au voisinage du pubis, et en bas sur le fémur (Pl. VI, fig. 2, *b, c*). L'antérieur, ou moyen par la grandeur, se fixe à l'épine du pubis et au tiers moyen de la ligne âpre ; celui qui vient derrière, ou le petit, s'insère au voisinage du trou obturateur, et au haut de la ligne âpre ; le postérieur ou le grand adducteur s'attache à la branche descendante du pubis et près de l'ischion, en bas à la ligne rugueuse qui va du grand trochanter à la ligne âpre, figurant un triangle à base inférieure et à sommet supérieur. — Ces muscles sont en même temps adducteurs, fléchisseurs et rotateurs en dehors de la cuisse.

Nous passons sous silence deux muscles moins importants à connaître, le *pectiné* et le *tenseur de l'aponévrose crurale.*

MUSCLES DE LA JAMBE. — Comme l'avant-bras, la jambe possède un grand nombre de muscles qui, allongés et fusiformes, se terminent par des tendons grêles allant se fixer aux os du métatarse et aux phalanges, et étant bridés sur le cou-de-pied par un ligament annulaire analogue à celui du poignet. Nous distinguerons trois régions : antérieure, postérieure et externe.

La région antérieure de la jambe comprend quatre muscles qui s'insèrent, en haut, à la tubérosité externe du tibia, au ligament interosseux et à la face interne et supérieure du péroné; en bas : 1° le *jambier antérieur* (Pl. IV, n° 54), au premier os cunéiforme ; 2° l'*extenseur propre du gros orteil* (n° 57), à la face dorsale de la dernière phalange de ce doigt ; 3° l'*extenseur commun des orteils* (n° 55), à la face dorsale des secondes phalanges des orteils par quatre tendons semblables à ceux de l'extenseur des doigts ; 4° le *péronier antérieur* (n° 56), au cinquième os du métatarse. — Ces muscles se dirigent sur le dos du pied et des orteils, et fléchissent ceux-ci sur la jambe.

Les muscles de la région postérieure de la jambe vont, au contraire, à la partie inférieure du pied, qu'ils fléchissent ainsi que les orteils, ou qu'ils étendent sur la jambe, les uns en élevant le talon, les autres en abaissant la pointe du pied. Ce sont : 1° les *jumeaux* (Pl. V, n° 40, 44), deux masses charnues fixées à chaque condyle du fémur et qui se réunissent bientôt en une seule implantée sur le calcanéum à l'aide du plus fort tendon du corps, le *tendon* d'*Achille* (n° 45); 2° le *soléaire* (n° 43), qui, situé sous le précédent, s'attache en haut à la face postérieure du tibia et du péroné, et en bas au tendon d'Achille qu'il concourt à former; 3° le *plantaire grêle* (n° 42), petit muscle situé sous le jumeau externe et s'attachant aux mêmes points que lui.

Viennent les muscles de la région postérieure profonde qui sont : 1° le *poplité*, petit muscle mince, triangulaire, occupant le creux du jarret ou creux poplité, allant du condyle externe du fémur, à la face postérieure et supérieure du tibia ; 2° le *fléchisseur commun des orteils*, caché par les jumeaux et le soléaire, se réfléchit sous l'astragale et le calcanéum, et se divise sous la plante du pied en quatre tendons destinés aux quatre derniers orteils ; 3° le *jambier postérieur*, placé entre le fléchisseur commun et le fléchisseur propre du gros orteil, étant recouvert par eux et par le soléaire, est appliqué sur le ligament inter-osseux, et implante en bas son tendon sur l'os scaphoïde, en se courbant derrière la malléole interne ; 4° le *fléchisseur du gros orteil*, caché de même dans la région postérieure profonde, engage son tendon sous la voûte formée par l'astragale et le calcanéum, et s'attache à la phalange unguéale du gros orteil.

Enfin la région externe nous montre : 1° le *long péronier latéral* (Pl. IV, n° 58), allant de la partie supérieure du péroné au premier os du métatarse ; 2° le *court péronier latéral*, se fixant au cinquième métatarsien. Les tendons de ces deux muscles passent derrière la malléole externe, dans une coulisse qui leur est destinée.

Muscles du pied. — Comme ceux de la main, ils occupent presque tous la face plantaire. Ce sont : 1° le *petit fléchisseur des orteils;* né au calcanéum, il se divise en quatre tendons qui suivent d'abord ceux du long fléchisseur, au-dessous desquels ils sont situés, puis se fendent pour laisser passer ces derniers, et se fixent sur chaque côté de l'extrémité inférieure de la seconde phalange des orteils ; 2° l'*abducteur du gros orteil* ; il va des os du métatarse au côté externe de la première phalange ; 3° le *petit fléchisseur du gros orteil*, qui s'étend des os du métatarse à la première phalange du gros orteil; 4° les *abducteurs du gros et du petit orteil* ; 5° le *fléchisseur propre du petit orteil*; 6° les *lombricaux*, analogues à ceux de la face palmaire.

La région dorsale du pied n'a que le muscle *pédieux*, qui, fixé sur les parties fibreuses de l'articulation du calcanéum avec l'astragale, se termine en quatre tendons grêles qui s'implantent aux phalanges. Les muscles *inter-osseux métatarsiens* ne nous offrent point d'intérêt.

Le membre inférieur, de même que le supérieur, est enveloppé par une aponévrose générale qui lui forme étui (Pl. XVII et XVIII, jambe gauche). A la cuisse elle se nomme *fascia lata*, à la jambe, *jambière*, au pied, *pédieuse*, se distinguant là en *plantaire* et en *dorsale*. Ces aponévroses ont une parfaite analogie de structure, de disposition et d'usages avec celles du membre thoracique.

ORGANES DE LA PHONATION OU DE LA VOIX.

L'organe de la voix, c'est le larynx. Sans doute l'émission des sons dépend aussi des organes respiratoires; la production des sons articulés exige l'action de la langue et du palais; mais le larynx seul est l'instrument spécial de la phonation, laquelle, comme nous l'avons dit, fait partie des fonctions de relation. Nous allons donc borner notre étude au larynx, dont nous considérerons les parties composantes avant l'ensemble.

Des pièces qui composent le larynx.

Le larynx est une cavité cartilagineuse composée de quatre cartilages, d'un fibro-cartilage, de ligaments et de muscles (Pl. VII, fig. 1, 2, 3, 4).

Cartilage thyroïde (de θυρεος, bouclier, et ειδος, forme). — C'est la pièce principale du larynx dont elle forme les parties antérieures et latérales. Convexe en devant et concave en arrière, il semble formé par la réunion de deux lames quadrilatères qui produisent, par leur jonction, un angle saillant, appelé vulgairement *pomme d'Adam* (fig. 1, C). A sa face postérieure ou interne correspond un angle rentrant où sont disposés les cartilages aryténoïdes et les cordes vocales, comme nous allons dire bientôt. Les bords postérieurs du cartilage thyroïde sont verticaux, et se terminent en haut par un prolongement appelé *grande corne* (fig. 2), en bas par un autre, dit *petite corne*, qui se déjettent en arrière et en dedans. Ce cartilage est situé entre l'os hyoïde qui est supérieur, et le cartilage cricoïde qui est inférieur, étant uni au premier par la membrane thyro-hyoïdienne (fig. 2, n° 4) , et au second par la membrane crico-thyroïdienne.—Il sera question de l'os hyoïde en parlant de la langue, qui se fixe à lui par sa base.

Cartilage cricoïde (de κρικος, anneau). — C'est une espèce d'anneau plus large d'un côté que de l'autre, situé au-dessous du cartilage thyroïde, auquel il est uni en avant par la *membrane crico-thyroïdienne* (Pl. VII, fig. 2, n° 5). La partie la plus large est en arrière, et sur le bord supérieur de celle-ci s'articulent les cartilages aryténoïdes. Sur les côtés s'articulent les petites cornes du cartilage thyroïde. Ce cartilage cricoïde est uni par sa circonférence inférieure au premier anneau de la trachée-artère.

Cartilages aryténoïdes (de αρυταινα, entonnoir). — Ce sont deux petits cartilages en forme de pyramides triangulaires, placés l'un à côté de l'autre et appuyés par leur base sur le bord supérieur du cartilage cricoïde. Un petit muscle, appelé *aryténoïdien* (Pl. VII, fig. 4, n° 13), va transversalement de l'un à l'autre sur leur face postérieure, et les fait mouvoir dans le mécanisme de la voix.

Cordes vocales ou *ligaments du larynx.* — Ce sont deux ligaments, plutôt muqueux que fibreux, qui se dirigent parallèlement d'avant en arrière, de l'angle rentrant du cartilage thyroïde sur les cartilages aryténoïdes, en laissant entre eux un intervalle ou ouverture qu'on appelle *glotte* (Pl. V, fig. 4, n° 4).

Épiglotte ou *fibro-cartilage du larynx.* — On appelle ainsi une lame fibreuse, de forme ovalaire, mobile au-dessus de la glotte (Pl. VII, fig. 4, n° 4). Fixée par son bord inférieur à la partie supérieure du larynx et à la base de la langue, libre par les autres points, elle se tient dans une direction verticale, mais s'abaisse pour fermer la glotte pendant le passage des aliments de la bouche dans l'œsophage.

Muscles du larynx. — Ce sont de très petits faisceaux musculeux qui font mouvoir les diverses pièces mobiles du larynx les unes sur les autres. Il y a : l'*aryténoïdien* dont nous avons parlé, qui rapproche l'un de l'autre les deux cartilages aryténoïdes (Pl. VII, fig. 4, n° 13) ; le *thyro-aryténoïdien* (invisible sur la figure), qui rétrécit la glotte en avant, comme l'aryténoïdien ; les *crico-aryténoïdiens* postérieur et latéral (fig. 4, n° 14), qui dilatent la glotte en éloignant les cartilages aryténoïdes l'un de l'autre ; le *crico-thyroïdien* (fig. 1, n° 5) qui, placé sur la face externe inférieure du larynx, élève le cartilage cricoïde vers le thyroïde.

Le larynx dans son ensemble.

Le larynx est une boîte conoïde ouverte en haut et en bas, située à la partie antérieure et supérieure du cou, entre la base de la langue et la trachée-artère (Pl. VII, fig. 1 et 2). Sa face externe présente l'angle saillant du cartilage thyroïde (pomme d'Adam); sur les côtés, les surfaces où s'insèrent les muscles de la région inférieure du cou; en arrière, la saillie formée par les cartilages aryténoïdes; en haut, l'os hyoïde, et en bas le cartilage cricoïde, uni au thyroïde par une membrane. En examinant le larynx dans son intérieur, on remarque d'abord la circonférence supérieure, plus évasée que l'inférieure, limitée par le bord supérieur du cartilage thyroïde (fig. 3); au-dessous est l'épiglotte, qui se tient relevée (fig. 4, n°4), et de chaque côté de laquelle part un repli muqueux se dirigeant en arrière, sous le nom de *ligament supérieur de la glotte*. Au-dessous encore sont deux autres replis, un de chaque côté, qui vont d'avant en arrière, se fixer au sommet de chaque cartilage aryténoïde : ce sont les *cordes vocales* (fig. 3, n° 4), disposées à peu près comme les bords d'une boutonnière et laissant entre elles une ouverture qui est la *glotte*, ouverture propre du larynx. Les renfoncements latéraux qui séparent les ligaments supérieurs et les cordes vocales sont appelés *ventricules du larynx* (fig. 3, n° 3); ils logent de petits corps glanduleux. Toute la face interne du larynx est tapissée par une membrane muqueuse semée de beaucoup de follicules. La moindre altération de cette membrane, sur les cordes vocales surtout, altère la voix ou l'éteint tout-à-fait.

Corps thyroïde. — Cet organe, dont la structure et les usages ne sont pas bien connus, est situé sur la partie inférieure du larynx et supérieure de la trachée-artère, qu'il enfourche et cache en partie (Pl. VIII, fig. 3). Son tissu est comme spongieux, d'un rouge brun et très vasculaire. C'est à son développement morbide qu'est dû le goître.

ORGANES DES SENSATIONS ET DE L'INTELLIGENCE.

La double faculté de sentir et de créer des idées a pour organe le système nerveux. Dans la faculté de sentir il faut distinguer la sensibilité externe et la sensibilité interne; elles appartiennent, la première, à des appareils organiques spéciaux, tels que les yeux, les oreilles, la peau, etc.; la seconde, aux centres nerveux et à leurs dépendances. Nous allons donc suivre cette division : 1° organes de sensibilité spéciale ou des sensations externes; 2° organes de sensibilité générale ou du sens interne. Toutefois, bien que les sensations externes soient le point de départ ou la cause des internes, nous commencerons par les organes de sensibilité commune, parce que leur connaissance fera mieux comprendre le mécanisme des autres.

ORGANES DE SENSIBILITÉ INTERNE.

Ces organes se composent de l'ensemble du système nerveux. Or ce système se divise en : 1° système cérébro-spinal, qui appartient exclusivement à la vie animale ou de relation ; 2° système ganglionaire, qui préside aux fonctions de la vie de nutrition ou végétative.

Système nerveux cérébro-spinal ou rachidien.

Le système nerveux cérébro-spinal ou *encéphalo-rachidien* comprend l'encéphale, c'est-à-dire le cerveau ; la moelle épinière, et les nerfs qui naissent de l'un et de l'autre (Pl. VIII).

Encéphale ou simplement cerveau.

L'*encéphale* est cette masse de substance nerveuse qui remplit la cavité du crâne. Les anatomistes distinguent en lui le cerveau proprement dit, le cervelet et la protubérance cérébrale.

Cerveau. — C'est la portion la plus considérable de la masse encéphalique (Pl. VIII, fig. 1). Convexe supérieurement, il remplit la voûte du crâne ; aplati inférieurement, il s'appuie, en avant sur les voûtes orbitaires, en arrière sur les fosses moyennes de la base du crâne, tout-à-fait postérieurement sur une cloison fibreuse qui le sépare du cervelet, lequel remplit les fosses occipitales. On appelle *lobes antérieurs* la première portion (fig. 2, *a*), *lobes moyens* la seconde (fig. 2, *c*), *lobes postérieurs* la troisième (fig. 2, *f*).

Sa face supérieure est divisée en deux moitiés égales, appelées *hémisphères*, par une *scissure* ou fente profonde qui se dirige d'avant en arrière (fig, 1, A B), et elle présente un grand nombre d'éminences arrondies, ondulées, nommées *circonvolutions*, séparées par des sillons sinueux, connus sous le nom d'*anfractuosités*. Les deux hémisphères sont réunis à leur base par une espèce de plancher commun, dit *corps calleux*, au-dessous duquel se trouvent des cavités et différentes parties que nous nommerons. Sa face inférieure est inégale (fig. 2), comme la base du crâne sur laquelle elle se moule et s'appuie. Elle offre, d'avant en arrière, d'abord le commencement de la grande scissure indiquée plus haut, sur les côtés les nerfs optiques (fig. 2, n° 1), logés dans un sillon spécial (n° 2); plus loin, sur la ligne médiane, la *commissure des nerfs optiques* (n° 3), le *tubercule cendré*, la *glande pituitaire*, les *tubercules mamillaires*, enfin la *protubérance cérébrale* que nous devons décrire à part. Sur les côtés sont les lobes, séparés, l'antérieur du moyen par la *scissure de Sylvius* (fig. 2, *b*), le moyen du postérieur par un sillon peu profond. Si on pénètre dans l'intérieur du cerveau, on trouve entre les hémisphères et dans leur épaisseur, des cavités appelées *ventricules*, et divers objets, tels que le *corps strié*, la *couche optique*, etc., dont les usages sont peu connus.

Le cerveau est composé de deux substances nerveuses, l'une *blanche* occupant le centre, l'autre *grise*, étendue sur la surface et dont les usages spéciaux sont indéterminés.

Cervelet. — Cette partie de l'encéphale, sept ou huit fois moins volumineuse que la précédente, est située sous la partie postérieure du cerveau, dont elle est séparée par la *tente du cervelet*, cloison déjà indiquée, et occupe les fosses occipitales du crâne (Pl. VIII, fig. 2, *g*).

Le cervelet se lie au cerveau et à la moelle épinière par sa face antérieure, et cette jonction est opérée par la protubérance cérébrale (fig. 2, *e*), qui est comme embrassée par lui. Il est partagé, comme le cerveau, par une rainure, en deux hémisphères. Sa surface externe présente une série de lames concentriques, séparées par des sillons; dans l'intérieur, on trouve le *quatrième ventricule*, dont les parois sont formées par le cervelet, la protubérance et la moelle; et, par la section, l'on voit les deux substances grise et blanche tellement disposées, qu'il en résulte la figure d'une espèce d'arbre, appelé *arbre de vie*.

Protubérance cérébrale. — On appelle ainsi une grosse éminence, saillante à la face inférieure de l'encéphale, qui, placée en avant du cervelet, en arrière du cerveau, au-dessus et au-devant du commencement de la moelle épinière (Pl. VIII, fig. 2, *e*), sert de lien de communication entre ces parties, au moyen de quatre prolongements intérieurs, dont deux en avant donnent naissance aux *pédoncules du cerveau*, et deux autres en arrière constituent les *pédoncules du cervelet*. C'est même à cette disposition que la protubérance doit d'avoir été appelée *pont-de-Varole*, du nom de Varoli, qui l'a décrite un des premiers, parce qu'elle est comme un pont sous lequel viendraient se réunir quatre bras de rivière. Elle a encore reçu le nom de *protubérance annulaire*, parce qu'elle embrasse les pédoncules à la manière d'un anneau.

Moelle épinière ou vertébrale.

La *moelle épinière* est un gros cordon nerveux qui naît de la protubérance cérébrale et se prolonge dans le canal vertébral (Pl. VIII, fig. 2, *k*). Son extrémité supérieure est renfermée dans le crâne, où elle est en rapport en haut avec le cervelet, et en bas avec la base du crâne, près du trou occipital, dans lequel elle s'engage bientôt. Cette extrémité, appelée *moelle allongée* ou *bulbe rachidien*, est renflée et présente quatre éminences, deux en dedans, appelées *pyramides* (fig. 2, *h*), et deux en dehors dites *olivaires*. Les éminences pyramidales entre-croisent leurs fibres nerveuses supérieurement, et c'est par cette disposition qu'on explique les effets croisés des altérations cérébrales, c'est-à-dire la paralysie du côté du corps opposé au côté du cerveau malade.

La moelle épinière n'occupe pas toute la longueur du canal vertébral : au niveau de la deuxième vertèbre lombaire, elle se termine par deux renflements, d'où naît le faisceau des nerfs lombaires et sacrés, appelé *queue de cheval*. Elle est composée de deux substances, comme le cerveau, avec cette différence toutefois, que la grise est au centre et la blanche à la surface.

La moelle présente en avant et en arrière un sillon qui la partage dans toute sa longueur en deux moitiés égales, qui sont comme deux cordons étroitement unis. Sur ses côtés naissent des nerfs, ainsi que nous l'expliquerons bientôt.

Le cerveau et la moelle épinière sont enveloppés et protégés par trois membranes superposées, qui sont la dure-mère, l'arachnoïde et la pie-mère. Ces membranes, considérées en général, ont reçu le nom commun de *méninges*, dérivé du grec μηνιγξ, membrane.

Dure-mère. — C'est la plus extérieure et la plus résistante des trois membranes encéphalo-rachidiennes (Pl. XIV, n° 4). Elle est, en effet, fibreuse, assez épaisse, et s'attache à la surface interne du crâne, où elle sert de périoste aux os. Toutefois elle forme dans cette cavité plusieurs replis ou expansions membraneuses : 1° la *faux du cerveau*, lame tendue d'avant en arrière, s'enfonçant dans la scissure longitudinale du cerveau dont elle sépare les deux hémisphères ; 2° la *tente du cervelet*, autre lame située transversalement en arrière, pénétrant entre les lobes postérieurs du cerveau, qu'elle soutient, et le cervelet qui est au-dessous ; 3° des *sinus* ou canaux mi-fibreux et mi-veineux, qui, en général, longent les bords de la faux et de la tente, et servent à conduire le sang veineux du crâne dans les veines qui doivent le porter au cœur. Dans le canal vertébral, la dure-mère est simplement appliquée contre les parois osseuses, auxquelles elle adhère aussi.

Arachnoïde. — On donne ce nom, qui vient du grec ἀράχνη, toile d'araignée, à une membrane séreuse, très ténue, qui, à la manière de ses semblables enveloppe l'encéphale sans le contenir dans sa cavité (Pl. XIV, n° 2). Intermédiaire à la dure-mère et à la pie-mère, elle est en rapport avec celle-ci du côté de l'encéphale, et avec celle-là du côté des parois du crâne. Formée de deux feuillets qui représentent un sac sans ouverture, elle se réfléchit sur les vaisseaux et nerfs dans le crâne et le canal vertébral, ne contenant dans sa cavité que de la sérosité qui facilite les glissements de ses parois superposées. Le feuillet en rapport avec l'encéphale pénètre dans le ventricule moyen, dans les ventricules latéraux, dans celui du cervelet ou quatrième ventricule, et tapisse leur intérieur.

Pie-mère. — C'est une membrane fine, demi-transparente, qui revêt immédiatement les surfaces libres du cerveau et de la moelle, se plongeant dans tous leurs enfoncements, tels que anfractuosités, scissures, ventricules. Étant cellulo-vasculaire de sa nature, elle adhère à la substance nerveuse par de très petits vaisseaux qui la pénètrent.

Tels sont les principaux objets que présentent le cerveau et la moelle épinière, en les considérant sous le triple rapport de leur structure, de leur disposition générale et particulière, et de leurs trois membranes d'enveloppe. Passons actuellement à l'étude des nerfs.

Des nerfs cérébro-spinaux ou encéphalo-rachidiens.

Considérés en général, les nerfs sont des cordons blanchâtres plus ou moins apparents ou déliés, qui, nés des centres nerveux, se distribuent, en se divisant à l'infini, dans tous les organes, pour y porter le sentiment et le mouvement. Les nerfs sont composés de fibres particulières, qui, en sortant des organes centraux, forment des faisceaux, appelés *racines*, lesquelles racines se réunissent pour former des *troncs*, dont partent des *branches*, elles-mêmes subdivisées en *rameaux*, puis en *ramuscules*, et enfin en *fibrilles* si fines qu'on cesse de les poursuivre dans les tissus. Ils possèdent une gaîne de tissu cellulaire, nommée *névrilème*, dont la force augmente ou diminue avec leur volume.

Certains nerfs en rencontrent d'autres avec lesquels ils se confondent, se continuent, s'anastomosent, suivant le langage de la science. Les *anastomoses* (de ανα, ensemble, et στομα, bouche, abouchement) sont des communications établies entre différents nerfs qui doivent se suppléer les uns les autres. Elles sont très nombreuses, tant entre les nerfs du système cérébro-spinal qu'entre ce dernier et le système ganglionaire.

D'autres fois les nerfs se joignent, s'entremêlent, se confondent par juxta-position ou par anastomose, de manière à former des entrelacements qu'on nomme *plexus*. Les plexus nerveux sont plus nombreux dans le système ganglionaire que dans le cérébro-spinal; ils sont constants aux mêmes endroits; de leur réseau se dégagent des nerfs qui suivent un trajet déterminé.

Ainsi que l'indique leur nom, les nerfs cérébro-rachidiens proviennent du cerveau et de la moelle rachidienne. Ils naissent symétriquement sur les côtés de ces deux centres nerveux, forment ainsi des couples qui ont reçu le nom de *paires*. Étudions donc les unes après les autres les paires de nerfs du cerveau et de la moelle.

NERFS CÉRÉBRAUX OU CRANIENS. — Nous venons de le dire, les nerfs cérébraux sont ceux qui proviennent du cerveau, ou du moins qui paraissent en naître, vu qu'ils sortent du crâne. C'est qu'en effet, comme nous le verrons tout-à-l'heure, ils tirent leur origine pour la plupart, non de la substance cérébrale proprement dite, mais de la protubérance cérébrale et de la moelle allongée ou bulbe rachidien. Ces nerfs sont au nombre de neuf de chaque côté, ou de neuf paires. On les désigne, soit par leur nom numérique de 1re, 2e, 3e paire, etc., soit par un nom qui rappelle leurs usages spéciaux. Ils sont tous apparents sur la face inférieure du cerveau (Pl. VIII, fig. 2).

Première paire: nerfs olfactifs. — Le nerf olfactif, mou et pulpeux, prend naissance par trois racines dans l'intérieur de la substance du cerveau. Il sort de la partie postérieure et inférieure du lobe antérieur, et se dirige en avant, logé dans un sillon que lui offre ce lobe cérébral (Pl. VIII, fig. 2, nº 1). Arrivé au niveau de la lame criblée de l'ethmoïde, à la base du crâne, il se divise en filets nombreux qui passent, comme une pluie neuveuse, à travers les ouvertures de cette lame criblée, pour se distribuer dans la membrane muqueuse des diverses cavités nasales (Pl. XI, fig. 1, n° 7), où ils sont chargés de percevoir les odeurs.

Deuxième paire : nerfs optiques. — Les nerfs optiques naissent aussi du cerveau, de la partie inférieure des couches optiques (Pl. VIII, fig. 2, n° 3). D'abord plats, ils sont arrondis lorsqu'ils deviennent apparents en avant de la protubérance cérébrale ; ils vont aussitôt à la rencontre l'un de l'autre, et forment par leur entrecroisement la *commissure des nerfs optiques*. Après, ils s'écartent en se dirigeant en avant ; ils pénètrent dans l'orbite par le trou optique, puis dans le globe de l'œil par la partie postérieure de son enveloppe externe, la sclérotique (fig. 3, n° 1), et ils s'épanouissent dans la rétine, membrane nerveuse oculaire, qu'ils rendent sensible à la lumière.

Troisième paire : nerfs moteurs oculaires communs. — L'origine du moteur oculaire commun a lieu sur le côté interne du pédoncule du cerveau, entre celui-ci et la protubérance cérébrale (Pl. VIII, fig. 2, n° 4). Il se dirige en avant, en haut et en dehors dans l'intérieur du crâne, et s'introduit dans l'orbite par la fente sphénoïdale (fig. 3, n° 2) où il se divise en deux branches : la supérieure se distribue au muscle droit de l'œil, l'inférieure fournit trois rameaux aux muscles abducteur, abaisseur et petit oblique. — La troisième paire donne le mouvement à tous les muscles de l'œil, sauf le grand oblique et l'abducteur.

Huitième paire : nerfs pathétiques. — Le nerf pathétique prend naissance par trois ou quatre racines sous les tubercules quadrijumeaux (Pl. VIII, fig. 2, n° 5) ; son cordon, très grêle, contourne le pédoncule du cervelet et la protubérance, devient libre en dehors et en arrière de la troisième paire, pénètre dans la paroi externe du sinus caverneux, puis entre dans l'orbite par la fente sphénoïdale, pour s'épanouir entièrement dans le muscle grand oblique de l'œil qui, en se contractant sous son influence, fait exécuter à l'organe visuel ce mouvement particulier qui exprime les sentiments tendres, l'amour, la pitié.

Cinquième paire : nerfs trifaciaux ou *trijumeaux.* — Le nerf trifacial naît de la partie latérale et postérieure de la protubérance cérébrale par deux racines de volume inégal, composées chacune d'un grand nombre de filets (Pl. VIII, fig. 2, n° 6). Ce double faisceau se dirige en avant, en haut et en dehors, passe sur le rocher et arrive dans la fosse temporale interne, où il aboutit à un renflement ganglionaire (fig. 3, n° 3), duquel naissent trois branches principales : l'ophthalmique, la maxillaire supérieure et la maxillaire inférieure, qui vont aux différentes parties de la face, ce qui a fait appeler ce nerf *trifacial,* et dont suit la description.

Le *nerf ophthalmique* (Pl. VIII, fig. 3, n° 4), première et petite branche du trifacial, se dirige en avant et se divise lui-même en trois autres branches qui traversent la fente sphénoïdale et pénètrent dans l'orbite pour se comporter comme suit : la première est le *nerf lacrymal* (fig. 3, *b*.), qui distribue plusieurs filets à la glande lacrymale, et se termine dans la paupière supérieure et la tempe ; la seconde est le *nerf frontal* (fig. 3, *c*), qui chemine entre la paroi supérieure de l'orbite et l'élévateur de la paupière, et se divise en deux rameaux dont l'un sort de l'orbite pour se répandre dans les téguments du front, de la paupière et du dos du nez, et l'autre traverse le trou sus-orbitaire pour se distribuer aussi aux parties molles du front et du crâne (Pl. IX, n° 1) ; la troisième est le *nerf nasal* (Pl. VIII, fig. 3, *a*), qui se dirige vers la paroi externe de l'orbite et se divise en deux rameaux : l'un, interne, s'introduit dans le crâne, l'autre, externe, sort de l'orbite et se divise en filets sur le front, le nez, la paupière.

Le *nerf maxillaire-supérieur,* branche moyenne du trifacial (Pl. VIII, fig. 3, n° 5), sort du crâne par le trou grand-rond, paraît dans la fosse ptérygo-maxillaire qu'il traverse, et s'engage dans le canal sous-orbitaire, en sort par le trou de même nom et s'épanouit dans la joue (fig. 3, *d*). Il fournit: 1° au sortir du crâne, le *nerf orbitaire* qui pénètre dans l'orbite et envoie un rameau à la glande lacrymale, et qui, par ses anastomoses, fait communiquer entre elles les trois branches du trifacial et du trijumeau ; 2° dans la fente sphéno-maxillaire, les *rameaux dentaires postérieurs*, qui se terminent dans l'os maxillaire supérieur, au-dessus des alvéoles des grosses molaires ; 3° dans le conduit sous-orbitaire, le *nerf dentaire antérieur*, qui fournit un petit filet à chaque dent, depuis la petite molaire inclusivement.

Le *nerf maxillaire inférieur,* troisième branche du trijumeau (Pl. VIII, fig. 3, n° 6), sort du crâne par le trou ovale et plonge dans la fosse zygomatique, où il se divise en huit rameaux qui suivent presque toutes les divisions de l'artère maxillaire interne. Ils se distribuent aux muscles temporal, masseter, buccinateur, à la muqueuse de la bouche, à l'oreille, à la tempe, à la langue et aux dents inférieures : à la langue, c'est le *nerf lingual* (fig. 3, *f*), qui s'épanouit dans l'épaisseur de cet organe en un grand nombre de filaments tortueux, terminés aux papilles linguales; aux dents, c'est le *nerf dentaire inférieur* (fig. 3, *g*), qui s'engage dans le canal du même nom, où il donne un filament à chaque dent, et qui sort par le trou mentonnier pour s'épanouir dans la lèvre inférieure et aux environs (fig. 3, *h*). — Il préside à la sensibilité.

Nous aurons occasion de revenir sur la disposition générale du nerf trifacial ou de la cinquième paire, sur ses anastomoses avec le facial, et sur ses fonctions qui sont, disons-le tout de suite, de communiquer la sensibilité aux parties de la face.

Sixième paire : nerfs moteurs oculaires externes. — Sorti du sillon qui sépare la protubérance cérébrale du commencement de la moelle épinière ou du bulbe rachidien (Pl. VIII, fig. 2, n° 7), ce nerf pénètre dans l'orbite par la fente sphénoïdale, et se perd dans le muscle abducteur de l'œil ou moteur oculaire externe,—qu'il fait mouvoir. On le voit sur la fig. 2 de la Pl. X.

Septième paire : nerfs faciaux et auditifs. — Le nerf facial et le nerf acoustique se trouvent réunis pour composer cette paire, qui, après être née de la partie postérieure de la protubérance cérébrale (Pl. VIII, fig. 2, n° 8), s'introduit dans le conduit auditif interne, au fond duquel chaque nerf prend une route opposée.

Le *nerf facial*, appelé *portion dure* de la septième paire, pénètre dans l'aqueduc de Fallope, sort du crâne par un trou situé derrière l'oreille, traverse la glande parotide et vient couvrir de ses rameaux une moitié de la face (Pl. IX, n° 4). Dans l'intérieur de l'oreille, il fournit un rameau appelé *corde du tympan*, et, à sa sortie, trois autres petits rameaux aux muscles de l'oreille. — Ce nerf communique le mouvement aux muscles de la face et préside à l'expression de la physionomie.

Le *nerf auditif* ou *acoustique* pénètre dans cette partie de l'oreille interne qu'on nomme labyrinthe, et se divise en deux branches qui se ramifient dans les diverses cavités de l'oreille (Pl. XII, fig. 1 *bis*, n° 1).

Huitième paire : nerfs glosso-pharyngiens et pneumo-gastriques. — Nés l'un à côté de l'autre de la partie latérale et supérieure de la moelle allongée, dans l'intérieur du crâne bien entendu (Pl. VIII, fig. 2, n° 9), ces deux nerfs sortent de cette cavité par le trou déchiré postérieur (fig. 3, n° 7), et se comportent ensuite de la manière que voici :

Le *nerf pneumo-gastrique* ou de la huitième paire (Pl. VIII, fig. 3, n° 10) descend le long et sur le côté du cou, étant profondément situé. Il pénètre dans la cavité thoracique, derrière la veine sous-clavière, s'accole à l'œsophage, et parvient jusqu'à l'estomac, dans les parois duquel il se ramifie. Dans ce trajet, il fournit des rameaux importants (Voir la note explicative en regard de la fig. 3), qui sont : le *pharyngien* pour le pharynx, les quatre *laryngés* dont deux supérieurs, et deux inférieurs appelés *récurrents*, pour les muscles intrinsèques du larynx, plus les *cardiaques* pour le cœur. Ces rameaux, par l'entrelacement de leurs divisions avec les nerfs ganglionaires du cou, forment le *plexus pulmonaire* et le *plexus cardiaque*, dont il sera parlé en étudiant les nerfs ganglionaires.—Le rôle du pneumo-gastrique est complexe : son influence s'étend à la phonation, à la respiration, à la circulation et à la digestion. Voir les traités de physiologie.

Le *nerf glosso-pharyngien* se porte d'arrière en avant (fig. 3, n° 8); arrivé à la base de la langue, il se divise en branches de terminaison, destinées à cet organe et au pharynx, dans les muqueuses desquels elles se ramifient pour les rendre sensibles.

Neuvième paire : nerfs hypoglosses. — Ces nerfs naissent par plusieurs filets sur les côtés du bulbe rachidien, et du sillon qui existe entre les éminences pyramidales et les olivaires (Pl. VIII, fig. 2, n° 10); ils sortent du crâne par le trou condyloïdien antérieur, et, arrivés vers l'angle de la mâchoire inférieure (fig. 3, n° 11), ils se partagent en deux branches : l'une, la principale, se divise et se perd dans les muscles de la langue, auxquels il communique le mouvement; l'autre se porte sur le cou.

Un nerf, le *spinal,* qui n'appartient à aucune paire cervicale ni rachidienne, naît de la moelle épinière au-dessous du trou occipital (Pl. VIII, fig. 2, n° 11), remonte dans le crâne par ce même trou occipital, accolé à la moelle par conséquent, sort de cette cavité par le trou déchiré postérieur, avec la huitième paire (fig. 3, n° 9), et se divise en trois branches pour les muscles du cou, etc.

Nerfs rachidiens ou spinaux. — Les nerfs qui émanent de la moelle épinière, au-dessous du trou occipital, c'est-à-dire hors du crâne, sont au nombre de trente paires (Pl. VIII, fig. 2). Ils naissent chacun par une double série de filets composant deux *racines.* Ces deux racines, dont l'une est *antérieure* et l'autre *postérieure,* se rapprochent, se réunissent dans le trou de conjugaison correspondant, et forment un renflement duquel naissent, au sortir de ce trou, trois branches : une branche antérieure destinée aux parties antérieures et latérales du tronc; une postérieure, plus petite, destinée aux parties postérieures; enfin une branche qui s'anastomose avec le système nerveux ganglionaire que nous étudierons après les nerfs qui nous occupent. Ces nerfs rachidiens forment sept paires cervicales, douze dorsales, cinq lombaires et six sacrées.

Paires cervicales : nerfs qu'elles fournissent. — Les sept premières paires rachidiennes sortent du canal vertébral par les sept trous de conjugaison des vertèbres du cou. Leurs branches postérieures se perdent en se subdivisant dans les parties molles de la région dorsale du cou; leurs branches antérieures s'entrelacent entre elles et forment deux plexus, le cervical et le brachial (Pl. IX).

Le *plexus cervical* résulte de l'entrelacement d'un rameau antérieur provenant des deuxième, troisième et quatrième paires cervicales; il est couché entre les plans superficiel et profond des muscles de la partie latérale du cou, et il fournit des branches superficielles et ascendantes (Pl. IX, nos 8, 9) pour les téguments, l'oreille et les parties environnantes, et des branches descendantes, desquelles proviennent, entre autres nerfs nombreux, le nerf *phrénique* ou *diaphragmatique,* qui descend, pénètre dans le thorax et arrive au diaphragme dans lequel il se ramifie.

Le *plexus brachial* est formé par les quatre dernières paires cervicales et la première dorsale (Pl. IX, n° 10). Il s'étend de la partie latérale et inférieure du cou au creux de l'aisselle, en passant entre les muscles scalènes. Il donne naissance à beaucoup de nerfs, notamment aux nerfs du membre supérieur, que voici :

Le *nerf axillaire* ou *circonflexe,* né du plexus brachial, se distribue à l'épaule et principalement au muscle deltoïde (n° 12).

Le *nerf brachial cutané interne*, ayant la même origine, descend sur la face interne du bras, au-dessous de l'aponévrose brachiale, et se partage, avant d'arriver au coude, en deux branches: l'une, externe et antérieure, devient sous-cutanée en traversant de dedans en dehors l'aponévrose pour se ramifier sur la face antérieure de l'avant-bras du côté radial surtout; l'autre, interne, distribue ses filets à la peau de l'avant-bras du côté cubital.

Le *nerf cutané externe* ou *musculo-cutané* (n° 13), ayant la même origine, se dirige obliquement de dedans en dehors et d'arrière en avant, traverse le muscle coraco-brachial, se place au-devant du bras, perce l'aponévrose, au pli du coude, et continue de descendre sous la peau de la partie externe et antérieure de l'avant-bras, se terminant par deux filets sur la face palmaire et la face dorsale de la main.

Le *nerf médian* est formé par les sixième et septième paires cervicales et par la première dorsale (Pl. IX, n° 14). Il descend le long de la partie interne du bras, accompagné par l'artère brachial; il traverse le pli du coude, en passant au devant de l'artère, s'enfonce entre les muscles superficiels et profonds de l'avant-bras, passe sous le ligament annulaire du carpe avec les tendons fléchisseurs, et se divise dans la paume de la main en plusieurs rameaux qui vont aux doigts (n° 14 *bis*), en accompagnant les artères collatérales.

Le *nerf cubital* part aussi du plexus brachial, descend le long de la face interne du bras (Pl. IX, n° 15), traverse le coude entre la tubérosité interne de l'humérus et l'olécrâne, où la pression le rend souvent douloureux; descend le long de la partie interne de l'avant-bras, et, près du poignet, se divise en deux branches pour la partie interne et antérieure de la main et pour les deux derniers doigts.

Le *nerf radial* se porte en arrière, contourne l'humérus de dedans en dehors, descend sur le côté externe du bras, arrive au pli du coude et se termine par deux branches: l'une antérieure qui côtoie l'artère radiale (Pl. IX, n° 17) et qui se divise elle-même en deux rameaux pour les premiers doigts; l'autre, postérieure, qui se ramifie dans les muscles postérieurs de l'avant-bras.

Paires dorsales : nerfs qu'elles fournissent. — Les nerfs dorsaux sortent du canal vertébral par les douze trous de conjugaison de la région. Leurs branches postérieures se dirigent en arrière et se perdent dans les muscles et téguments de la partie postérieure du tronc; leurs branches antérieures constituent les *nerfs intercostaux* (Pl. IX, n° 18), lesquels s'engagent entre les deux plans des muscles intercostaux, suivent le bord inférieur des côtes et se partageant au milieu de ce trajet en deux branches, dont l'une continue la direction première du nerf, et l'autre perfore de dedans en dehors le muscle intercostal, pour se perdre en filets dans les muscles de la partie latérale du tronc.

Paires lombaires : nerfs qu'elles fournissent. — Naissant de la portion lombaire de la moelle épinière et sortant du canal vertébral par les trous de conjugaison qui leur correspondent, les nerfs lombaires envoient leurs branches postérieures dans les muscles des lombes, de la fesse, de la hanche, et leurs branches antérieures forment le plexus lombaire.

Dû à la réunion des branches antérieures des cinq nerfs lombaires, le *plexus lombaire* (Pl. IX, n° 19) est couché au-devant des apophyses tranverses lombaires, derrière le muscle psoas, et fournit des branches externes qui se distribuent aux parois abdominales, une branche interne aux organes génitaux, et trois branches inférieures qui sont les nerfs suivants :

Le *nerf crural* passe sous l'arcade crurale et s'éparpille dans la partie supérieure de la cuisse, en un grand nombre de rameaux superficiels et profonds (Pl. IX, n° 22).

Le *nerf obturateur* sort du bassin par le trou de même nom, et s'épanouit, à la partie interne et supérieure de la cuisse, en petites branches pour les muscles adducteurs et le droit interne (Pl. IX, n° 25).

Le *nerf lombo-sacré* descend dans le bassin pour s'unir au plexus sciatique décrit ci-dessus. Un petit nerf s'en détache, c'est le *fessier*, qui va dans la fesse par l'échancrure sciatique.

Paires sacrées : nerfs qu'elles fournissent. — Les nerfs sacrés proviennent de la terminaison de la moelle vertébrale et sortent par les trous sacrés antérieurs et postérieurs. Les branches antérieures forment, par leur entrelacement, auquel participe le nerf lombo-sacré, le *plexus sciatique* ou *sacré*, lequel occupe, sous forme d'un gros nerf aplati, la partie latérale de l'excavation du bassin (Pl. IX, n° 27).

Le plexus sciatique fournit les *nerfs vésicaux, hémorrhoïdaux, vaginaux, utérins, honteux* et *fessiers*. De ce dernier émane, entre autres, un rameau qui devient sous-cutané et se ramifie dans le tégument de la partie postérieure de la cuisse, jusqu'au jarret et même plus bas.

La branche la plus considérable fournie par le plexus en question est le *nerf sciatique* (Pl. IX, fig. 1), qui sort du bassin par l'échancrure ischiatique, descend le long de la partie postérieure de la cuisse et se divise, au niveau du jarret, en branche *poplitée externe*, laquelle suit la direction du péroné, et en *poplitée interne* qui descend le long de la partie postérieure de la jambe, passant sous la voûte du calcanéum et se divisant sous la plante du pied.

Système nerveux ganglionaire.

Le système nerveux ganglionaire ou le grand sympathique se compose d'une double série de petits pelotons nerveux, nommés *gan-*

glions, placés dans les parties profondes, et des *nerfs* nombreux qui en émanent (Pl. X, fig. 2). Les ganglions nerveux sont disposés par paires à la tête, au cou, dans la poitrine, l'abdomen, aux lombes et à la région sacrée. Ils sont situés sur les côtés de la colonne vertébrale, et communiquent entre eux par des filets qu'ils s'envoient réciproquement. Ils sont considérés par certains anatomistes, comme autant de petits centres nerveux, de petits cerveaux recevant et renvoyant l'influx nerveux aux parties qui sont sous leur dépendance; par d'autres, comme des points de jonction et de croisement de filets nerveux de toutes sortes, établissant des relations sympathiques dans tous les organes, d'où le nom de *grand sympathique* donné à l'ensemble. Toujours est-il que ce système, s'il a une action propre indépendante de la volonté, comme il a été dit déjà, il est aussi en communication avec le système cérébro-spinal par une foule d'anastomoses nerveuses. Les nerfs du grand sympathique sont fins, déliés, nombreux et dirigés en tous sens. Ils forment des plexus autour des organes de la vie de nutrition, principalement autour des vaisseaux.

Ganglions de la tête : nerfs qui en émanent. — Il y en a deux de chaque côté, ou deux paires. 1° Le *ganglion ophthalmique.* Situé dans l'orbite au côté externe du nerf optique, il communique avec le ganglion cervical supérieur; mais il établit aussi des relations avec la plupart des nerfs cérébraux qui pénètrent dans la cavité orbitaire. Il fournit les *nerfs ciliaires* de l'œil. — 2° Le *ganglion sphéno-palatin* ou *de Mekel.* Il occupe la fosse ptérygo-maxillaire, fournit les *nerfs palatins, ptérygoïdiens, sphéno-palatins* qui se répandent dans le voile du palais, les gencives, les amygdales, la cloison du nez, le pharynx, etc. Un filet, le *nerf vidien,* entre dans le crâne par le trou déchiré antérieur et se jette dans l'oreille interne, où il s'accole au nerf facial et forme la corde du tympan. Le ganglion dont il est question communique en haut avec le nerf maxillaire supérieur.

Ganglions cervicaux : nerfs qui en émanent. — Trois paires existent au cou : 1° le *ganglion cervical supérieur* (Pl. X, fig. 2, n° 1), situé sous la base du crâne, envoie des filets à l'artère carotide, au larynx, au pharynx, etc.; 2° le *ganglion moyen* (fig. 2, n° 2) donne des filets aux vaisseaux sous-claviculaires, à l'œsophage, à la trachée, etc.; 3° le *ganglion inférieur* (fig. 2, n° 3), situé près du col de la première côte, envoie des filets en tous sens. Ces trois ganglions communiquent entre eux et concourent à former les nerfs cardiaques.

Les *nerfs cardiaques* ou du cœur sont au nombre de trois. Nés des ganglions cervicaux (Pl. X, fig. 2, n° 28), ils pénètrent dans la poitrine, gagnent la crosse de l'aorte et se mêlent aux filets du nerf pneumo-gastrique pour constituer, en correspondant avec ceux du côté opposé, le *plexus cardiaque* (fig. 2, n° 29), lequel enveloppe le cœur et la crosse de l'aorte, et envoie des plexus secondaires aux vaisseaux voisins et aux poumons, etc.

Ganglions thoraciques : nerfs qui en émanent. — Ces douze paires de ganglions (Pl. X, fig. 2, n°s 4 à 15) sont placées au-devant de la tête de chaque côte. Ils communiquent les uns avec les autres, et, par des filets externes, avec les branches antérieures des nerfs rachidiens. Leurs rameaux internes, très grêles, entourent l'origine des artères inter-costales et se perdent sur les parois de l'aorte. Quelques filets vont au plexus pulmonaire, mais le plus grand nombre forment les racines des deux *nerfs splanchniques* (fig. 2, n° 32), qui, pénétrant dans l'abdomen à travers un écartement des fibres du diaphragme, vont se terminer, le plus grand au ganglion semi-lunaire (n° 15), le petit au plexus rénal, dont il est question ci-dessous.

Ganglions abdominaux : nerfs qui en émanent. — Une seule paire ganglionaire existe dans le ventre : elle est due aux *ganglions semi-lunaires* (ayant la forme d'une demi-lune), lesquels sont couchés sur l'aorte et les piliers du diaphragme (Pl. X, fig. 2, n° 15). Comme les précédents, ils communiquent ensemble, ainsi qu'avec les autres ganglions. Leurs nerfs forment plusieurs plexus qui sont : 1° le *solaire* (fig. 2, n° 33), qui envoie des filets rayonnants à l'aorte, dont il accompagne les principales divisions; 2° le *diaphragmatique*, qui se répand sur les vaisseaux du diaphragme; le *cœliaque*, pour les artères de même nom; 4° enfin les *plexus coronaire, hépatique, splénique, mésentérique, rénal et spermatique*, qui sont destinés à l'estomac, au foie, à la rate, au mésentère, aux reins et au cordon spermatique, dont ils accompagnent surtout les artères.

Ganglions lombaires : nerfs qui en émanent. — Ces ganglions forment cinq paires situées sur les côtés des vertèbres lombaires (Pl. X, fig. 2). Ils s'envoient réciproquement des filets nerveux, communiquent avec les ganglions dorsaux et sacrés, et répandent leurs nerfs dans les environs, à la plupart des plexus sus-mentionnés, ainsi qu'à celui qui nous reste à décrire.

Ganglions sacrés : nerfs qui en émanent. — Ils sont situés sur la face antérieure du sacrum (Pl. X, fig. 2, n° 20); ils communiquent entre eux et avec les nerfs sacrés antérieurs de la moelle épinière; comme les précédents, sonten relation avec les nerfs correspondants du système spinal, et ils formentle *plexus hypogastrique* (fig. 2, n° 37), lequel envoie des filets nombreux au rectum, au vagin, à l'utérus, à l'anus, en accompagnant surtout les artères de ces organes.

Le système nerveux dans son ensemble.

Pour venir en aide à la mémoire fatiguée du lecteur, nous résumerons en peu de mots ce que nous venons d'exposer sur le système nerveux, et rappellerons les choses les plus importantes à retenir.

Le système nerveux général se divise en système nerveux cérébro-spinal et en système ganglionaire; le premier préside à la vie de relation, le second à la vie de nutrition.

Le *système cérébro-spinal* se compose: 1° de l'encéphale, qui comprend le cerveau, le cervelet, la protubérance annulaire et le bulbe rachidien, contenus dans le crâne; 2° de la moelle épinière dont le bulbe rachidien estle commencement, et qui remplit le canal vertébral: toutes ces parties communiquent les unes avec les autres, dans le crâne, au moyen de la protubérance, qui est le centre vital.

Du cerveau, et principalement de la protubérance et du bulbe rachidien, naissent neuf paires de nerfs, appelés cérébraux ou crâniens, parce qu'ils sortent du crâne; ces nerfs sont destinés aux organes de l'olfaction et de la vision, aux muscles des yeux, à la face et aux dents, aux organes de l'audition et de la gustation, au pharynx, aux poumons et à l'estomac, aux muscles de la langue.—Ils communiquent à ces parties, soit la sensibilité générale commune, soit une sensibilité spéciale, soit le mouvement.

De son côté, la moelle fournit aussi trente paires de nerfs appelés rachidiens ou spinaux, lesquels naissent par deux racines qui, en passant par les trous de conjugaison, se confondent dans un renflement, duquel partent, au sortir du canal vertébral, deux branches: l'une postérieure, se divise dans les muscles et la peau de la partie postérieure du tronc; l'autre, antérieure, se comporte de même en avant; les nerfs spinaux forment surtout des plexus d'où naissent les nerfs des membres, etc. — Ils communiquent la sensibilité générale et tactile, et le mouvement. On prétend que la faculté sensitive provient de leurs racines postérieures, et la motilité de leurs racines antérieures.

Le *système ganglionaire* ou *grand sympathique* est constitué par des petits corps nerveux, appelés ganglions, placés sur les côtés de la colonne vertébrale et formant, par leurs anastomoses, une chaîne qui s'étend sans interruption de la base du crâne au sommet du sacrum. Ils envoient des filets nerveux et des plexus aux viscères de la vie de nutrition, aux poumons, au cœur, au canal intestinal, au foie, aux reins, etc.,—organes aux fonctions desquels ils président sans la participation de la volonté, bien qu'ils aient des communications anastomotiques nombreuses avec les nerfs de la vie de relation.

ORGANES DE LA SENSIBILITÉ EXTERNE OU DES SENS.

Les organes des sens sont des appareils plus ou moins compliqués, destinés à percevoir les impressions que font sur eux les objets extérieurs, impressions qui sont transmises au centre sensitif, au cerveau, par les nerfs. Ces appareils, au nombre de cinq, sont ceux de l'olfaction, de la vision, de l'ouïe, du goût et du toucher, représentés par le nez, l'œil, l'oreille, la langue et la peau.

Appareil de l'olfaction.

Cet appareil se compose du nez proprement dit, des fosses nasales et de la membrane muqueuse qui en tapisse l'intérieur.

Nez. — C'est cette éminence, en forme de pyramide, placée verticalement au milieu du visage, dont chacun connaît la variété de forme et de volume. Outre ses parties osseuses et musculaires, que nous connaissons déjà, le nez se compose d'un cartilage, de quatre fibro-cartilages et d'une membrane cutanée dont nous allons dire quelque chose. 1° Le *cartilage*, formé de trois portions, occupe les parties latérales du nez, et par une lame médiane et perpendiculaire, concourt à parfaire la cloison des fosses nasales; 2° des quatre *fibro-cartilages*, deux sont adossés pour compléter en bas la cloison; les deux autres forment les parties latérales inférieures, qui sont mobiles et qu'on appelle *ailes du nez*; 3° la *couche cutanée*, qui recouvre l'organe, est fine et semée de follicules d'où suinte, surtout sur les ailes du nez, une humeur huileuse douce, et dans lesquels se concrète quelquefois une matière sébacée que la pression fait sortir sous forme de vermisseau.

Fosses nasales. — Ce sont deux cavités isolées l'une de l'autre par une cloison commune, commençant à la base du nez, et se terminant à la partie supérieure du pharynx dans l'arrière-gorge (Pl. XI, fig. 1). Leur direction n'est pas celle du nez : pour en juger, il faut l'étudier sur la tête dénudée, où l'on voit que ces cavités étroites s'étendent d'avant en arrière et en bas. Leurs parois sont formées, la supérieure par la lame criblée de l'ethmoïde, l'inférieure par l'os maxillaire supérieur qui, avec son congénère et les os palatins, constitue la voûte palatine et le plancher des fosses nasales ; l'interne, par la cloison, l'externe par la lame latérale de l'ethmoïde et par des os, appelés *cornets*, qui forment trois saillies longitudinales ayant le même nom qu'eux, et trois enfoncements ou gouttières intermédiaires nommées *méats* (V. la note explicative de la figure).

Membrane muqueuse du nez. — Cette muqueuse, appelée *olfactive*, parce qu'elle est le siége de l'olfaction, et *pituitaire*, à cause qu'elle exhale la pituite, selon les anciens, tapisse toutes les surfaces des cavités nasales, se déploie sur toutes leurs éminences, dans toutes les anfractuosités et les sinus frontaux et maxillaires. Née de la peau, à la base du nez, elle se continue avec la muqueuse du pharynx et du voile du palais. Elle fournit un mucus plus ou moins abondant qui sert à la fonction olfactive.

Appareil de la vision.

Cet appareil, un des plus complexes, disons le plus compliqué de l'organisme, se compose des paupières, du globe oculaire et des organes lacrymaux. Chacune de ces parties présente plusieurs objets dont il est essentiel de connaître la disposition.

Paupières.

Les *paupières* sont deux voiles mobiles placés au-devant de l'œil pour le protéger. Elles sont formées d'une peau fine, lâchement unie au muscle orbiculaire ou palpébral, et d'une membrane muqueuse qui tapisse leur face interne. C'est à la souplesse de leur tissu cellulaire qu'elles doivent de s'infiltrer de sang aux moindres violences.

Le bord libre des paupières doit sa consistance à un fibro-cartilage, appelé *cartilage tarse*, qui le constitue pour ainsi dire. Ce cartilage offre une coupe oblique d'avant en arrière, d'où résulte que les paupières, en se réunissant, ne se touchent que par le point le plus antérieur de leur bord, et laissent entre elles un très petit espace triangulaire et transversal qui conduit les larmes aux points lacrymaux, ainsi que nous le dirons plus tard. Les cartilages tarses se joignent aux extrémités de l'ouverture des paupières, en formant deux angles : dans l'interne, appelé *grand angle*, on voit une petite tumeur molle, nommée *caroncule lacrymale* (Pl. XI, fig. 2, nº 4), qui n'est qu'un amas de petits cryptes muqueux garnis de poils d'une excessive finesse et visibles seulement à la loupe.

Il faut surtout remarquer sur le bord des paupières, d'abord les *cils*, qui servent à modérer l'action de la lumière et à écarter les atomes de poussière ; puis les *glandes de Meibomius*, follicules logés entre la muqueuse et le cartilage tarse, et qui s'écrètent cette humeur qu'on appelle *chassie*, si abondante dans certaines maladies des paupières ; enfin, près de l'angle interne, l'orifice des conduits lacrymaux dont il sera question ailleurs.

Globe oculaire ou œil.

L'*œil*, agent principal de la vision, représente une petite sphère composée de membranes et d'humeurs, retenue au fond de l'orbite par une sorte de pédicule que lui forme le nerf optique, et mue par six muscles. Les membranes de l'œil sont la sclérotique, la cornée, la choroïde, la rétine, l'iris et la conjonctive ; les humeurs sont le corps vitré et l'humeur aqueuse.

Sclérotique. — C'est cette membrane fibreuse résistante (de σκληρος, dur), blanche, qui forme avec la cornée l'enveloppe extérieure de l'œil, dont elle occupe les quatre cinquièmes postérieurs (Pl. XI, fig. 4, nº 1). Sa portion antérieure, qui est visible, constitue ce qu'on appelle le *blanc de l'œil ;* sa portion postérieure donne insertion aux muscles moteurs oculaires ; elle est trouée tout à fait en arrière pour laisser passer le nerf optique. Tout à l'heure nous allons dire les rapports de sa face interne.

Cornée. — Cette membrane est celle qui occupe la partie antérieure du globe de l'œil et qui est enchâssée dans la sclérotique par un biseau de sa face externe (Pl. XI, fig. 4, nº 8). Elle est circulaire et transparente, ressemblant, comme l'indique son nom, à de la corne. Elle est composée de six lames superposées, dépourvues de vaisseaux sanguins et de nerfs. Elle offre une couleur variable suivant les sujets, mais cette coloration ne lui est point propre : c'est celle de l'iris que sa transparence permet de voir.

Choroïde. — Membrane mince et vasculaire qui sert de doublure exacte à la sclérotique, qu'elle sépare de la rétine (Pl. XI, fig. 4, nº 2). Son nom vient de χορειν, contenir. Elle résulte d'une multitude de ramifications artérielles et veineuses unies par du tissu cellulaire, et elle est enduite sur ses deux faces d'un pigment noir, analogue à celui de la peau du nègre, lequel absorbe la lumière après qu'elle a traversé la rétine. C'est ce pigment qui fait paraître par transparence la sclérotique bleuâtre.

Rétine. — De même que la choroïde double la sclérotique, la rétine double aussi la choroïde (Pl. XI, fig. 4, nº 5). C'est une membrane essentiellement nerveuse, mince, pulpeuse, formée par l'épanouissement du nerf optique, et qui est l'organe immédiat de la vision.

Corps vitré. — C'est une masse molle, demi-fluide, transparente et tremblottante comme de la gelée, qui remplit les trois quarts postérieurs de l'œil, et à laquelle les membranes que nous venons d'étudier semblent faire une triple enveloppe (Pl. XI, fig. 4, nº 7). Le corps vitré s'arrête donc, en avant, au niveau de ces membranes. Il est enveloppé d'une membrane mince et transparente aussi, qu'on appelle *hyaloïde* (de υαλος, verre), membrane qui retient le cristallin au centre de sa face antérieure, au moyen d'un dédoublement qui l'embrasse (fig. 4, nº 13).

Cristallin. — C'est un petit corps ayant la forme et l'apparence d'une lentille en cristal, assez consistant, situé au devant du corps vitré qui le loge en partie, et fixé là par une lame de la membrane hyaloïde qui passe au devant de lui (Pl. XI, fig. 4, nº 12). Il est revêtu d'une membrane transparente, à lui propre, appelée *capsule cristalline*, et entre lui et elle existe un liquide connu sous le nom d'*humeur de Morgagni*. — Voilà ce qui compose les deux tiers postérieurs de l'œil; maintenant que trouvons-nous dans le tiers antérieur, autre que la cornée que nous connaissons déjà ?

Iris. — On nomme ainsi une espèce de cloison mobile et trouée à son centre, placée verticalement dans la partie antérieure du globe oculaire, entre la sclérotique et la cornée (Pl. XI, fig. 4, nº 9). Son ouverture centrale, arrondie, est appelée *pupille* (fig. 2, nº 3), vulgairement *prunelle;* et comme l'iris est éminemment contractile, ette ouverture change souvent de dimension, selon l'intensité des rayons lumineux. L'iris divise en deux l'espace compris entre la sclérotique et la cornée, c'est-à-dire le tiers antérieur de la cavité orbitaire, et l'on appelle *chambre antérieure* et *chambre postérieure* (fi. 4, nos 10 et 11) ces deux espaces qui communiquent ensemble par la pupille et qui sont remplis par l'humeur aqueuse. Malgré sa grande contractilité, on ignore si l'iris est ou non composé de fibres musculaires. Sa face antérieure offre des couleurs variées dont les nuances diffèrent selon les sujets ; sa face postérieure est revêtue d'une couche de pigment, qui se continue avec celui de la choroïde.

Humeur aqueuse. — C'est un liquide transparent qui remplit les deux chambres de l'œil (Pl. XI, fig. 4). Elle est contenue dans une membrane mince qui ne tapisse que la chambre antérieure.

Cercle ciliaire. — C'est un anneau grisâtre qui entoure le cristallin en manière de couronne, et qui ressemble au disque d'une fleur radiée dont les pétales sont formées par les *procès ciliaires* (Pl. XI, fig. 4, no 4), replis saillants de la choroïde logés dans des enfoncements du corps vitré, et formant, en avant de ce corps et derrière l'iris, des rayons convergents.

Muscles de l'œil.

Nous connaissons à présent la composition organique du globe oculaire ; examinons les agents de ses mouvements.

L'œil est mu par six muscles grêles et allongés, dont les cinq premiers se fixent, en arrière, aux parties profondes de l'orbite, et en avant, d'une manière variable suivant la direction qu'ils doivent donner au globe oculaire (Pl. XI, fig. 3) : 1o le *droit supérieur* s'insère sur la partie supérieure de ce globe ; 2o le *droit inférieur*, sur la partie inférieure ; 3o le *droit interne*, sur le côté interne ; 4o le *droit externe*, sur le côté externe. Ces muscles dirigent par conséquent la prunelle en haut, ou en bas, ou en dedans, ou en dehors, chacun dans le sens de son action. 5o L'*oblique supérieur* se dirige en dehors et en haut vers l'apophyse orbitaire interne, passe son tendon dans un anneau cartilagineux (fig. 5, no 5), et se recourbe de haut en bas et de dedans en dehors pour se fixer à la partie externe et postérieure de l'œil, en passant au-dessous du droit supérieur. Il est rotateur de l'œil en dedans. 6o L'*oblique inférieur* est disposé d'une manière inverse : c'est-à-dire qu'il se dirige obliquement d'avant en arrière, s'attachant à la partie interne et moyenne de l'orbite et sur la partie postérieure du globe de l'œil. Il est rotateur de l'œil en dehors.

Membrane muqueuse oculo-palpébrale, ou conjonctive.

Le globe de l'œil est recouvert en avant par une membrane muqueuse, mobile sur la sclérotique, mais adhérente à la cornée (Pl. XI, fig. 3, n° 6). Elle se réfléchit sur la face interne des paupières, cachant ainsi les insertions des muscles de l'œil qui se trouvent derrière elle. On la nomme *conjonctive* précisément parce qu'elle joint les paupières au globe oculaire, et on la distingue en *oculaire* et en *palpébrale* suivant qu'on l'examine sur celui-ci ou sur celles-là. Au grand angle de l'œil, la conjonctive forme un repli, appelé *membrane clignotante* (fig. 2, n° 5), à peine marqué chez l'homme mais très apparent chez certains animaux, tels que le chat, le chien et quelques oiseaux dont elle cache parfois l'œil comme un voile. La conjonctive est très vasculaire et semée, aux paupières surtout, d'un grand nombre de follicules.

Les organes lacrymaux constituent un appareil de sécrétion qui doit être décrit ailleurs.

Appareil de l'audition.

L'oreille, organe multiple de l'audition, est constituée par une suite de parties extérieures et de cavités internes dans lesquelles les rayons sonores sont successivement reçus et réfléchis, jusqu'à ce qu'ils parviennent à la pulpe du nerf auditif qui en reçoit l'impression. L'oreille se distingue en externe, moyenne et interne.

Oreille externe.

L'*oreille externe* est représentée par les parties visibles à l'extérieur, et se compose du pavillon et du conduit auriculaire externe (Pl. XII, fig. 1). — Le *pavillon* de l'oreille est cette partie ovalaire et saillante, courbée en divers sens ; il est dû à un fibro-cartilage, que recouvre une peau fine très adhérente. Il offre des replis, des cavités, des lobes et des fosses qui ont reçu des noms particuliers et qui sont sans intérêt pour nous. Il suffit de dire que ces éminences et anfractuosités servent à rassembler et réfléchir les ondes sonores, et que le plus grand de ces creux est la *conque*, précédant le conduit auditif. — Ce *conduit auditif* (fig. 1, n° 1) est un canal mi-cartilagineux et osseux qui fait suite à la conque et s'étend jusqu'à l'oreille moyenne dont il est séparé par la membrane du tympan (fig. 1, n° 2). La peau qui le tapisse est fine ; elle se transforme profondément en muqueuse, laquelle offre des follicules qui sécrètent une humeur huileuse, épaisse et jaunâtre, appelée *cérumen* (de *cera*, cire).

Oreille moyenne.

L'*oreille moyenne* vient après le conduit auditif externe, étant intermédiaire à lui et à l'oreille interne. Elle offre à examiner la caisse et la trompe d'Eustache.

Caisse ou *tympan*. — C'est une cavité située entre le conduit auditif et l'oreille interne. Elle siége dans la base du rocher, et offre une circonférence et deux parois, comme la caisse d'un tambour. Cette circonférence présente, entre autres choses : en arrière, une ouverture qui aboutit aux cellules mastoïdiennes, lesquelles, creusées dans l'apophyse mastoïde du temporal, sont remplies d'air et renforcent le son en le réfléchissant ; en avant, une autre ouverture communiquant avec la trompe d'Eustache. La paroi externe est formée par la *membrane du tympan*, tendue verticalement entre le conduit auditif et la caisse, membrane susceptible de tension et de relâchement, et ne permettant aucune communication avec le conduit auditif. La paroi interne présente deux ouvertures : la *fenêtre ovale* qui communique avec l'oreille interne, et la *fenêtre ronde* fermée par une membrane. Dans l'intérieur de la caisse on trouve quatre petits osselets : le *marteau, l'enclume, l'étrier* et l'*os lenticulaire*, lesquels sont articulés entre eux de manière à former une chaîne anguleuse qui traverse de dehors en dedans l'oreille moyenne, et qui touche, par son extrémité interne, la membrane du tympan, et, par l'interne, la fenêtre ovale.

Trompe d'Eustache. — C'est un canal moitié osseux, moitié fibreux, long de deux pouces, qui s'étend de l'oreille moyenne dans l'arrière-gorge où son ouverture, un peu évasée et ovalaire, est située à la partie supérieure et latérale du pharynx, au niveau de l'ouverture postérieure de la fosse nasale correspondante (Pl. XII, fig. 1, n° 3). Sa direction est oblique d'arrière en avant, de haut en bas et de dehors en dedans. Ce conduit sert à renouveler l'air de l'oreille moyenne, et à donner issue aux mucosités qui pourraient s'y accumuler et altérer l'audition.

Oreille interne.

Oreille interne ou *labyrinthe*. — C'est la portion profonde et délicate de l'oreille, celle où se fait l'impression des sons, car c'est là que se distribue surtout le nerf acoustique (Pl. XII, fig. 1 *bis*, n° 1). Elle communique avec l'oreille moyenne par la fenêtre ovale, et avec l'intérieur du crâne par le conduit auditif interne, qui donne passage aux nerfs et vaisseaux des cavités auditives. Elle ne contient pas d'air comme le tympan, mais présente plusieurs objets minutieux à étudier, tels que le *limaçon* (fig. 1 bis, n° 4), les *canaux demi-circulaires* (n° 3), etc., que nous ne devons pas décrire, et elle contient un liquide appelé *humeur de Cotugno*.

Appareil de la gustation.

Les lèvres, les joues, le palais, la muqueuse buccale tout entière enfin, concourent à la gustation ; mais la langue est l'organe spécial de la fonction, en même temps qu'elle sert à la mastication, à la déglutition et à l'articulation des sons.

De la langue.

La *langue* est un organe charnu, mobile dans la bouche, libre en avant et sur les côtés, mais attâché en arrière à l'os hyoïde, aux apophyses styloïdes des temporaux et à la mâchoire inférieure, par des muscles qui la constituent pour ainsi dire tout entière (Pl. XII, fig. 2). Il faut donc étudier l'os hyoïde, ces muscles et la muqueuse qui la recouvre, avant de considérer la langue dans son ensemble.

Os hyoïde. — C'est une petite pièce osseuse, de forme parabolique, située entre la langue et le larynx (Pl. VII, fig. 1, D ; fig. 2, n° 1), a sa convexité tournée en avant et donne attache aux divers muscles qui se rendent à la langue. On lui distingue une partie moyenne presque quadrilatère, qui est le corps, deux parties latérales, appelées *grandes cornes*, lesquelles se prolongent sur les côtés et s'unissent aux cornes supérieures du cartilage thyroïde, et deux autres placées sur les précédentes, nommées *petites cornes*, du sommet desquelles part un ligament qui va se fixer à l'extrémité de l'apophyse styloïde.

Muscles de la langue. — Il y en a quatre (Pl. VII, fig. 1) : 1° l'*hyo-glosse* (n° 3), mince, quadrilatère, fixé au corps de l'os hyoïde et au bord antérieur de sa grande corne, se dirige en haut presque verticalement et se termine sur la partie inférieure et latérale de la langue ; — 2° le *génio-glosse* (n° 2), triangulaire, aplati transversalement, s'attache par sa pointe à l'apophyse géni, sur la face interne et antérieure du maxillaire inférieur, et de là dirige ses fibres divergentes vers la pointe, au milieu et vers la base de la langue, jusque sur l'os hyoïde, étant uni à son congénère par du tissu cellulaire; — 3° le *stylo-glosse*, allongé, s'insère en haut à l'apophyse styloïde du temporal, en bas sur le côté de la base de la langue; quelques-unes de ses fibres suivent le bord de l'organe jusqu'à sa pointe, d'autres s'enfoncent transversalement dans son tissu; 4° le *lingual*, seul muscle intrinsèque de la langue, est étendu sur la face inférieure de cet organe depuis sa base jusqu'à sa pointe, étant couvert par la muqueuse buccale.

Ces muscles, auxquels la langue doit les mouvements qu'elle exécute dans tous les sens, occupent profondément la région antérieure et supérieure du cou, étant cachés par les muscles sus-hyoïdiens et l'os maxillaire inférieur.

La langue dans son ensemble.

La *langue* est formée par des muscles et recouverte d'une membrane muqueuse qui offre des particularités (Pl. XII, fig. 2). Sur la face supérieure de l'organe, cette muqueuse offre nombre de papilles dont la disposition est remarquable. Ces petites aspérités, qui paraissent dues aux extrémités nerveuses et vasculaires et susceptibles d'une sorte d'érection, sont diversement disposées: les unes sont situées sur deux lignes obliques qui vont se réunir à la partie postérieure de la langue et aboutir à une ouverture, appelée *trou borgne*, dans laquelle s'ouvrent les conduits des follicules voisins; d'autres sont agglomérées sans ordre près des bords et de la pointe de l'organe; d'autres, enfin, sont disséminées sur toute la surface. Les premières sont appelées *papilles calicinées* ou *lenticulaires*, les secondes, *papilles filiformes*, les troisièmes, *papilles coniques*.—La face inférieure de la langue est libre dans son tiers antérieur; au-dessous d'elle, la membrane muqueuse forme un repli, appelé *frein de la langue* ou *filet*, qui quelquefois est très étendu et gêne les mouvements de l'organe, surtout chez les enfants qui exercent la succion.

Appareil du toucher ou de taction.

Cet appareil est le plus simple, car il ne se compose que de la peau. Il est vrai que les doigts jouent un rôle indispensable dans le toucher, mais c'est encore au moyen de la peau qu'ils acquièrent la notion des propriétés physiques des corps.

La *peau* est cette membrane épaisse, dense, serrée et résistante qui forme l'enveloppe générale du corps. Elle se compose de quatre couches superposées, de quatre éléments, qui sont, de dedans en dehors, le derme, le réseau muqueux, le corps papillaire et l'épiderme (Pl. XII, fig. 3).

Derme. — On appelle ainsi (de δερειν, écorcher) la couche la plus profonde de la peau ; elle est aussi la plus épaisse, et elle constitue la partie fondamentale du tégument. C'est un lacis de fibres, de lamelles serrées et entrecroisées, présentant des orifices nombreux pour le passage des petits vaisseaux et nerfs qui viennent former le corps papillaire (Voir l'explication de la fig. 3).

Corps muqueux. — C'est une couche gélatiniforme, concrète, très mince, placée entre le derme et le corps papillaire. On prétend qu'il est le siége du *pigmentum*, ou de la matière colorante qui, terreuse chez l'habitant du Nord, cuivreuse chez les peuples méridionaux, est noire dans la race nègre.

Corps papillaire. — On nomme ainsi une sorte de tissu spongieux, érectile, dû à une masse de petites papilles formées par les extrémités les plus déliées des artères, des veines et des nerfs qui traversent le derme et le corps muqueux sans s'y arrêter. C'est dans cette couche que réside toute la sensibilité tactile et la vie de la peau.

Épiderme. — C'est une couche inorganique fort mince, une espèce de vernis sécrété par la peau, qui couvre cette membrane dans toute son étendue. Il ne reçoit ni nerfs ni vaisseaux, mais est semé d'orifices nombreux, les uns traversés par les poils, les autres livrant passage au fluide perspiratoire; d'autres enfin étant le goulot des follicules sébacés ci-dessous mentionnés. Il est jeté comme une gaze sur le corps papillaire.

La peau dans son ensemble.

La peau est plus ou moins souple, élastique, épaisse, colorée, selon les régions du corps, les individus et les races. Elle recouvre les parties musculeuses dont elle est séparée par une couche de tissu cellulaire et, aux membres, par l'aponévrose d'enveloppe. Sa surface externe est, comme nous l'avons dit, criblée de *pores*, et offre un grand nombre d'aspérités dues au relief des papilles du derme (corps papillaire), lesquelles s'érigent et soulèvent l'épiderme dans certains troubles nerveux occasionnés par le froid, les émotions morales, etc., ce que l'on désigne par cette expression vulgaire: *avoir la chair de poule.*

La peau renferme des organes accessoires dont nous n'avons pas parlé. Ce sont: 1° les *follicules sébacés*, espèces de petites ampoules qui sécrètent une matière huileuse et s'ouvrent à l'extérieur par un très petit orifice. Absents de la paume des mains, rares en d'autres endroits, ils sont nombreux à l'aisselle, à l'aine et sur le nez. Il ne faut pas les confondre avec les pores, qui sont destinés à la transpiration cutanée, à verser la sueur. 2° Les *ongles* sont des lames de tissu corné naissant dans un repli de la peau, à l'extrémité supérieure des doigts et des orteils, et adhérant par leur face interne aux tissus sous-jacents. Quand l'ongle vient à être arraché, le corps papillaire, véritable *matrice* de cette lame cornée, est à nu, et bientôt il sécrète une matière muqueuse qui se durcit à sa surface, matière poussée en avant par une seconde, et ainsi de suite, de manière que l'ongle croît par une succession de lames cornées, emboîtées les unes dans les autres. 3° Les *poils*, filaments cornés, distribués inégalement chez les deux sexes dans l'espèce humaine, et recevant les noms de *cheveux*, *barbe*, selon les régions qu'ils occupent (Pl. XII, fig. 4). Ils offrent à considérer le *bulbe*, partie vivante sécrétant la matière qui forme la série des cornets épidermiques dont le poil est formé, et recevant à sa racine des filets vasculaires et nerveux, nécessaires à sa vitalité.

La peau se termine au pourtour des ouvertures naturelles qui conduisent dans les organes intérieurs, ou plutôt elle modifie son organisation pour revêtir les caractères des membranes muqueuses. C'est à cause de cela que les anatomistes regardent l'ensemble de ces dernières comme une peau interne, une peau retournée: en sorte qu'il y a deux téguments, l'un externe, épais et résistant, l'autre interne, plus fin et mou, entre lesquels se trouvent placés tous les organes.

DEUXIÈME CLASSE D'ORGANES

ORGANES DE NUTRITION.

La vie de nutrition a pour organes divers appareils qui tous, bien qu'ayant des fonctions différentes, concourent à l'accomplissement des deux mouvements de composition et de décomposition du corps. Ces appareils sont ceux : 1° de digestion ; 2° de respiration ; 3° de circulation ; 4° d'absorption ; 5° de sécrétion.

ORGANES DE LA DIGESTION.

L'appareil digestif se compose du tube intestinal et de ses parties accessoires.

Tube intestinal ou canal digestif.

Le *canal intestinal* est constitué par une série d'organes ajoutés les uns aux autres, chargés chacun d'un rôle particulier et concourant au même résultat, la digestion. Ces organes qui commencent à la face et se terminent à l'anus, sont la bouche, le pharynx, l'œsophage, l'estomac, le petit intestin et le gros intestin.

Bouche.

La *bouche* est une cavité ovalaire située entre les deux mâchoires, au-dessous des fosses nasales, au-dessus et en avant du pharynx, formant une sorte d'ampoule à l'origine du conduit alimentaire. Toutes ces parties constituantes nous sont connues, à l'exception du voile du palais et du pharynx, ou ne méritent point de nous arrêter.

Voile du palais. — On appelle ainsi une espèce de cloison molle et mobile appendue à l'extrémité postérieure de la voûte palatine, séparant la bouche du pharynx ou arrière-bouche (Pl. VII, fig. 4). Son bord supérieur est fixé au bord de la susdite voûte, et l'inférieur est libre et flottant au-dessus de la base de la langue. Ce dernier présente, à son milieu, la *luette*, prolongement conoïde plus ou moins long ; à ses extrémités, les *piliers du voile du palais*, au nombre de deux de chaque côté, l'un antérieur et l'autre postérieur, se terminant, le premier au côté de la base de la langue, le second sur la partie latérale du pharynx.

Dans l'intervalle qui sépare les deux piliers, est logée l'*amygdale* ou *tonsille*, corps glanduleux, rougeâtre, conoïde, d'un tissu pulpeux, formé par un amas de follicules muqueux que recouvre la membrane muqueuse buccale, et dont les orifices extérieurs, qui criblent sa surface, fournissent un mucus destiné à lubrifier le gosier pour faciliter le passage du bol alimentaire et la déglutition.

Pharynx.

Le *pharynx* (de φαρυγξ, arrière-bouche) est une cavité incomplète, toujours béante en avant, étendue de la base du crâne au niveau du larynx, située derrière le voile du palais et la bouche, en avant des corps des vertèbres du cou (Pl. VII, fig. 1, où l'on voit le côté droit externe du pharynx et ses muscles; fig. 4, le pharynx ouvert en arrière). Il est fixé supérieurement à l'apophyse basilaire de l'occipital, latéralement aux ailes ptérygoïdiennes, etc.; mais en avant il n'a pas de paroi, ce qui fait que les fosses nasales et la bouche s'ouvrent dans sa cavité (fig. 4). Inférieurement, au niveau du larynx, il devient canal complet et s'appelle œsophage.

Le pharynx est composé de couches musculaires doublées intérieurement par une membrane muqueuse. Ses muscles sont au nombre de quatre de chaque côté : 1° le *constricteur supérieur*; 2° le *constricteur moyen*; 3° le *constricteur inférieur*, qui chevauchent l'un sur l'autre ou s'imbriquent, s'emboîtent; 4° le *stylo-pharyngien*, qui va de l'apophyse styloïde du temporal dans l'intervalle des deux premiers constricteurs. Nous croyons inutile de décrire ces muscles; nous nous contentons de renvoyer le lecteur à la planche qui les représente (Pl. VII, fig. 1).

OEsophage.

L'*œsophage* (de οιω, je porte, et φαγειν, manger) est un canal musculeux qui continue le pharynx jusqu'à l'estomac (Pl. VII, fig. 4, n° 5; fig. 3, n° 10; pl. XIII, n° 1). Ce tuyau est cylindrique, placé au-devant des dernières vertèbres cervicales, derrière la trachée-artère, et, plus bas, au-devant des premières vertèbres dorsales. Il traverse le diaphragme et se termine à l'orifice supérieur de l'estomac. Ses parois sont formées par deux couches de fibres musculaires, dont les externes sont cervicales et les internes circulaires, et par une membrane muqueuse qui fait suite à celle du pharynx.

Estomac.

L'*estomac* est une grande poche musculo-membraneuse qui sert en quelque sorte de réservoir aux aliments, et qui est l'organe principal de la digestion (Pl. XIII, n° 2). Sa forme est celle d'un cône allongé, dirigé de gauche à droite, étant courbé de manière à offrir une concavité en haut et en arrière, et une concavité en bas et en avant. Il est situé à la partie supérieure de l'abdomen, au-dessus du diaphragme (Pl. XIV, n° 11), entre l'œsophage auquel il succède, et le duodénum qui lui fait suite. Ce qu'il présente de plus remarquable, c'est la disposition de ses orifices et la composition de ses parois.

L'orifice supérieur de l'estomac répond à la fin de l'œsophage : on le nomme *cardia*. Il n'offre aucune valvule à l'intérieur.

L'orifice inférieur, situé du côté droit, répond à l'entrée du duodénum ; il est plus étroit et il présente un bourrelet circulaire dû à un repli des membranes musculeuse et muqueuse de l'estomac. Cet orifice est appelé *pylore* (de πυλούρος, portier), parce qu'il forme l'entrée des intestins, et ce bourrelet a reçu le nom de *valvule du pylore* (Pl. XIII, n° 4).

Trois membranes superposées constituent les parois de l'estomac. L'externe est *séreuse*, due au péritoine : elle manque au niveau des courbures ; la moyenne est *musculeuse*, due à des fibres molles, lâches et minces qui ont des directions longitudinales, circulaires et obliques ; enfin la membrane interne est *muqueuse* (n° 3). Cette muqueuse est remarquable en ce qu'elle est épaisse, molle, fongueuse, comme marbrée et couverte de villosités.

Duodénum.

Le *duodénum*, ainsi appelé parce que sa longueur est de douze travers de doigt environ, est, après l'estomac, la portion la plus volumineuse du canal intestinal (Pl. XIII, n° 5, la paroi antérieure étant enlevée pour faire voir l'intérieur). Commençant à la valvule pylorique, il se termine à l'intestin grêle. Il est courbé de manière à former un demi-cercle, dont la convexité regarde à droite ; il est caché sous l'estomac et derrière le foie. Il est formé par une couche musculeuse dont la face interne est tapissée par une membrane muqueuse qui offre une foule de replis circulaires, appelés *valvules conniventes*. Le duodénum reçoit, près du pylore, l'abouchement de l'orifice commun des conduits de la bile et du fluide pancréatique.

Intestin grêle.

L'*intestin grêle* s'étend du duodénum au gros intestin en se repliant un grand nombre de fois sur lui-même, car, s'il est petit de capacité, il a une longueur qu'on estime à quatre fois celle totale du corps, soit vingt pieds environ (Pl. XIII, n°s 6, 6, 6). Le tiers supérieur est appelé *jejunum*, parce qu'on le trouve toujours vide, l'inférieur *iléon* (de εἰλεῖν, entortiller), à cause de ses circonvolutions.

La masse des *circonvolutions* intestinales présente une convexité en avant. (Pl. XIV, n° 13) et une concavité en arrière. Elles sont fixées à la colonne vertébrale par le péritoine qui, après les avoir embrassées, vient s'adosser en arrière pour former le vaste repli connu sous le nom de *mésentère*, repli qui les attache. (Pl. X, fig. 2. On peut voir une portion du mésentère, n° 34.)

On retrouve au petit intestin les trois tuniques étudiées dans l'estomac : la *séreuse* ou *péritonéale*, dont il vient d'être question, la *musculeuse* et la *muqueuse*. Cette dernière forme aussi des replis ou valvules conniventes, et présente un grand nombre de cryptes ou follicules connus sous le nom de *glandes de Brunner*, répandus en certains endroits par *plaques*, dites de *Peyer*. Ces follicules sont, disons-le en passant, le siége principal de l'altération matérielle dans les fièvres graves.

Gros intestin.

On appelle *gros intestin* toute la portion du canal intestinal qui s'étend depuis le petit intestin jusqu'à l'anus. Il offre trois parties qu'il ne faut pas confondre : le cœcum, le colon et le rectum.

Cœcum (de *cœcus*, aveugle, parce qu'il forme une espèce de cul-de-sac). — Cet intestin commence à l'intestin grêle et se termine au colon (Pl. XIII, n° 7). Il occupe la fosse iliaque droite et n'a qu'une longueur de 3 à 4 travers de doigt. Bosselé à sa surface, il présente des dépressions et saillies correspondantes à l'intérieur. A son union avec l'intestin grêle, il présente intérieurement la *valvule de Bauhin*, repli muqueux destiné à empêcher les matières fécales de rétrograder; en bas et à gauche est une espèce d'impasse, un prolongement grêle, appelé *appendice vermiculaire*, qui offre aussi un canal en cul-de-sac s'ouvrant dans sa civité.

Colon (de κωλύων, j'arrête, parce que ses replis arrêtent longtemps les matières fécales). — C'est le gros intestin proprement dit, dont la longueur est de sept pieds environ et le calibre assez considérable. Il décrit dans la partie profonde de l'abdomen un grand arc qui entoure la masse des circonvolutions de l'intestin grêle (Pl. XIII, n°s 8, 9 et 10). En effet, commençant au cœcum dans le flanc droit, il se dirige d'abord en haut et en arrière (*colon ascendant*), puis il se porte en travers, allant d'un hypochondre à l'autre (*colon transverse*); et enfin il descend dans le côté gauche (*colon descendant*), pour se terminer au rectum, en se contournant dans la fosse iliaque à la manière d'un S.

Rectum. — C'est la dernière portion du gros intestin (Pl.XIII, n° 12). Il fait suite à l'S du colon et s'étend du détroit supérieur du bassin à l'anus, en s'accommodant à la courbure du sacrum. Parvenu au fond de la cavité pelvienne, il s'ouvre à l'extérieur, en formant l'anus. Là sont des muscles importants à étudier (Pl. VI, fig. 2, n°s 2, 3 et 4). — 1° Le *sphincter de l'anus*, muscle constricteur de l'ouverture anale : il est orbiculaire, impair, à fibres périphériques, attaché en arrière au sommet du coccyx, en avant aux muscles bulbo-caverneux, et sur les côtés se confond avec les releveurs de l'anus ;—2° le *transverse du périnée*, faisceau charnu qui naît de la branche de l'ischion et s'unit à son semblable du côté opposé, au bulbo-caverneux et au sphincter de l'anus ;— 3° le *releveur de l'anus*, muscle plat qui part de la paroi latérale du petit bassin et se dirige en bas et en dedans vers le détroit inférieur, où ses fibres touchent celles du côté opposé, s'entrecroisant même avec elles et se confondant avec celles du transverse du périnée et avec la couche profonde du sphincter.

Les muscles du périnée forment un plan qui bouche inférieurement le bassin. Ils représentent un petit diaphragme qui combine son action, infiniment plus faible, avec celle du diaphragme proprement dit, pour l'accomplissement des diverses fonctions abdominales.

Parties accessoires du canal intestinal.

Ces parties sont le péritoine et l'épiploon (Pl. XIV).

Péritoine.

Le *péritoine* (de περι, autour et τεινειν, étendre) est une membrane séreuse qui tapisse la cavité abdominale et se replie sur les viscères qui y sont contenus (Pl. XIV, n°s 16, 16). C'est la plus vaste des séreuses. Comme toutes les membranes de son ordre, elle représente un sac sans ouverture dont les faces externes sont en rapport avec les parois abdominales et les organes du bas-ventre, et la face interne, partout en contact avec elle-même, est humectée par la sérosité qui facilite ses glissements. Le trajet du péritoine est compliqué : nous ne le suivrons pas. Disons seulement qu'il recouvre la plupart des viscères abdominaux, qu'il les enveloppe sans les contenir dans sa cavité close de toute part; qu'en s'adossant avec lui-même sur leur face postérieure, il forme divers replis et prolongements qui servent à les fixer aux parties profondes du tronc et à maintenir leurs rapports. Le repli le plus remarquable est le *mésentère*, déjà cité, qui maintient les circonvolutions de l'intestin grêle; viennent ensuite le *méso-colon*, le *méso-rectum*, qui fixent le colon et le rectum, etc. Outre ces liens membraneux, le péritoine en forme d'autres au foie, à la vessie, à l'utérus, etc., ainsi que nous aurons occasion de le redire.

Épiploon.

L'*épiploon* (de επι, sur, et πλεω, je flotte) est un double feuillet membraneux formé par un prolongement du péritoine et flottant sur la surface des intestins (Pl. XIV, n° 12). C'est une large expansion qui, des courbures de l'estomac et de la convexité de l'arc du colon, se prolonge d'une manière lâche et flexueuse sur les circonvolutions de l'intestin grêle. On le distingue en *gastro-hépatique*, *gastro-colique* et *gastro-splénique*. Nous n'en eussions rien dit s'il ne s'échappait souvent, soit seul, soit avec les intestins, par les ouvertures naturelles ou accidentelles qui se prêtent aux hernies.

ORGANES DE LA RESPIRATION.

L'appareil respiratoire, un des plus importants de l'organisme, se compose du larynx, de la trachée-artère, des bronches, des poumons et des plèvres; les fosses nasales et la bouche donnent passage à l'air, mais appartiennent à d'autres fonctions et ont été décrites ailleurs.

Larynx.

Cet organe appartenant plus spécialement à la phonation, nous renvoyons aux organes de cette fonction.

Trachée-artère.

La *trachée-artère* (de τραχυς âpre et αρτηρια artère) est un tuyau cartilagino-membraneux qui s'étend du larynx à la troisième vertèbre du dos, où il se bifurque et donne naissance aux bronches: il est situé au-devant de l'œsophage et derrière le corps thyroïde. Ce canal, destiné à conduire l'air dans les poumons, reste toujours ouvert, grâce à la solidité de ses parois. Celles-ci en effet sont constituées par des anneaux fibro-cartilagineux qu'unit les uns aux autres une membrane fibreuse (Pl. VII, fig. 2, n° 7). Incomplets en arrière, ces anneaux présentent sur cette face postérieure un intervalle membraneux en rapport avec le pharynx (fig. 4, n° 6), qui peut, par suite de cette disposition, se dilater plus facilement. La trachée est tapissée intérieurement d'une membrane muqueuse d'un rouge pâle qui fait suite à celle du larynx.

Bronches.

Les *bronches* sont les deux canaux qui terminent la trachée. Formées comme celle-ci de cerceaux cartilagineux qui diminuent de calibre au fur et à mesure qu'ils descendent, elles se séparent en formant un angle obtus, et gagnent les poumons dans le tissu desquels elles s'enfoncent (Pl. XV). La bronche droite est plus courte et plus volumineuse que la gauche. Toutes deux, en entrant dans les poumons, se divisent en deux branches, et ces dernières se subdivisent à l'infini, de manière à envoyer un petit rameau à chaque vésicule pulmonaire, rameau qui cesse d'être cartilagineux à cause de sa ténuité. L'intérieur des bronches et de leurs ramifications est tapissé par une membrane muqueuse qui fournit le mucus expectoré dans le catarrhe bronchique.

Poumons.

Les *poumons*, organes essentiels et immédiats de la respiration, sont deux masses spongieuses, molles, flexibles, compressibles et dilatables, qui, avec le cœur, remplissent la cavité de la poitrine, sur les parois de laquelle elles se moulent (Pl. XIV). Ces organes, dont la couleur est grisâtre, ont une forme irrégulière qui n'est pas la même pour l'un et pour l'autre. Le poumon droit (Pl. XV, fig. 1, n° 2), plus court et plus large que le gauche, est divisé en trois lobes inégaux par deux scissures obliques; le gauche n'a que deux lobes et par conséquent qu'une scissure; chaque lobe peut être divisé en lobes plus petits, unis par du tissu cellulaire et par les vaisseaux qui les traversent en tous sens. Quant à la masse totale, elle représente un cône irrégulier dont la base, concave, repose sur le diaphragme, et le sommet répond en haut. L'état spongieux de ces organes est dû à d'innombrables cellules ou *vésicules* qui criblent leur tissu ; ces cellules communiquent toutes les unes avec les autres et reçoivent les extrémités des ramifications bronchiques, artérielles et veineuses. — Les deux poumons sont unis par les bronches, l'artère et les veines pulmonaires, et par les plèvres.

Plèvres.

Les *plèvres* sont deux membranes séreuses qui tapissent chacune un côté de la poitrine, et se réfléchissent ensuite sur le poumon (Voir la note explicative de la Pl. XIV). Elles représentent, comme les autres séreuses, des sacs sans ouverture dont la face externe est en rapport avec la paroi interne des côtes (*plèvre costale*) et avec le poumon (*plèvre pulmonaire*), et dont la face interne est en contact avec elle-même et le siége d'une exhalation séreuse. Les deux plèvres s'adossent en avant et en arrière; de ce rapprochement résultent deux espaces triangulaires, l'un derrière le sternum qui fait un côté du triangle, l'autre en avant des corps vertébraux : on les appelle *médiastins*. Le médiastin antérieur est rempli par du tissu cellulaire, et chez le fœtus par le *thymus*, organe glandulaire qui disparaît dans les premières années; le postérieur loge l'aorte, l'œsophage, etc.

ORGANES DE LA CIRCULATION.

La circulation a pour instruments le cœur, les artères, les vaisseaux capillaires et les veines, qui constituent dans leur ensemble l'appareil circulatoire.

Du cœur.

Le *cœur*, organe central et principal de la circulation, est une espèce de poche musculeuse ou de muscle creux, à parois épaisses, à forme ovoïde, qui, par des mouvements de dilatation et de contraction, aspire le sang et le chasse dans tous les vaisseaux dont il est l'aboutissant. — Le cœur est renfermé dans la poitrine, un peu du côté gauche, caché par le péricarde qui l'enveloppe, entre les deux poumons (Pl. XIV, n°6), et fixé à ceux-ci par l'artère et les veines pulmonaires que nous allons bientôt décrire Sa base regarde en haut et en arrière, sa pointe répond en avant et en bas aux cartilages des 5e et 6e côtes, où elle vient battre. Extérieurement, il présente un sillon perpendiculaire qui paraît le partager en deux moitiés ou deux côtés : c'est qu'intérieurement il offre réellement aussi deux moitiés semblables unies l'une à l'autre et possédant chacune deux cavités dont la supérieure s'appelle oreillette, et l'inférieure ventricule (Pl. XV, fig. 3).

Le cœur renferme donc quatre cavités : les deux supérieures sont les *oreillettes*, les deux inférieures les *ventricules*. Les premières ne communiquent pas l'une dans l'autre, les secondes non plus, mais l'oreillette et le ventricule d'un même côté sont en communication directe. On appelle souvent *cœur droit* l'oreillette et le ventricule droits, et *cœur gauche* les mêmes cavités de gauche. Le cœur droit ne communique pas directement avec le gauche : pour aller de l'un à l'autre, le sang est obligé de passer par les poumons, ainsi que nous allons essayer de le faire comprendre.

L'*oreillette droite*, cavité supérieure du côté droit du cœur (Pl. XV, fig. 2, n° 2), reçoit les embouchures des veines caves (fig. 2, n° 1), qui lui versent le sang revenant de tous les points du corps; elle communique avec le ventricule droit (fig. 2, n° 3), qui lui est inférieur, par l'*orifice auriculo-ventriculaire droit*, lequel est pourvu d'une espèce de soupape, appelée *valvule tricuspide*, dont l'usage est d'empêcher le retour du sang du ventricule dans l'oreillette en se relevant pendant la contraction ventriculaire.

Le *ventricule droit*, qui, comme il vient d'être dit, reçoit le sang de l'oreillette sans pouvoir le lui renvoyer, communique à son tout avec l'intérieur des poumons au moyen de l'artère pulmonaire dont voici la description.

L'*artère pulmonaire* (Pl. XV) est un gros vaisseau ayant la structure du système artériel, qui naît du ventricule droit du cœur (fig. 2, n° 4), se dirige en haut et à gauche en passant au devant de l'aorte, et, après un trajet de quelques centimètres, se partage en deux grosses branches qui gagnent transversalement la face interne des poumons où elles se subdivisent à l'infini (fig. 1, n° 6). Son orifice ventriculaire est garni de replis membraneux, de soupapes, dite *valvules sigmoïdes*, qui s'opposent au reflux du sang dans le ventricule.

Nous venons de suivre le sang chassé par le ventricule droit dans les poumons, accompagnons-le aussi dans son retour au cœur gauche. Ce retour s'opère par les *veines pulmonaires*, vaisseaux qui naissent là où se terminent les dernières ramifications de l'artère pulmonaire (fig. 1, nos 7, 7), et qui se rendent, deux à deux, de chaque poumon à l'oreillette gauche du cœur (fig. 2, nos 5, 5), dans laquelle ils versent le sang. Les veines pulmonaires n'ont pas de valvules.

L'*oreillette gauche* reçoit donc en haut les embouchures des veines pulmonaires ; en bas, elle communique avec le ventricule gauche par l'orifice auriculo-ventriculaire de même nom, qui est garni d'une *valvule*, appelée *mitrale*, pour s'opposer au retour du sang dans l'oreillette pendant la contraction ventriculaire.

Enfin le *ventricule gauche* (fig. 2, n° 7) s'ouvre dans l'artère aorte (fig. 2, n° 8) qui est le tronc artériel d'où naissent toutes les ramifications de l'arbre circulatoire (Pl. XVI). L'orifice aortique est aussi garni de *valvules sigmoïdes* pour empêcher le sang de revenir au ventricule.

Le cœur est formé de fibres musculaires très serrées, sans interposition de tissu cellulaire. Ses parois sont plus épaisses aux ventricules qu'aux oreillettes. Ses cavités présentent intérieurement des espèces de colonnes charnues qui ont pour but d'augmenter la force des contractions et de limiter l'ascension des valvules auxquelles quelques-unes se fixent.

Péricarde.

Le *péricarde* (de περι, autour, καρδια, cœur) est l'enveloppe du cœur (Pl. XIV, n° 6). C'est une poche fibreuse qui contient l'organe central de la circulation et l'origine des gros vaisseaux. Elle adhère en bas à l'aponévrose centrale du diaphragme. Sa face interne est tapissée d'une membrane séreuse qui, semblable à toutes celles de son espèce, se replie sur le cœur et l'origine des gros vaisseaux sans rien contenir dans sa cavité.

Des artères (Artériologie).

Les *artères* sont des vaisseaux qui, émanant du cœur par un tronc commun, se divisent et se subdivisent mille fois pour atteindre les points les plus éloignés du centre circulatoire et porter à toutes les parties le sang chargé des matériaux nécessaires à la nutrition et à l'accroissement du corps. Le système artériel comprend deux cercles circulatoires ou deux troncs artériels ramifiés : le premier est formé par l'artère pulmonaire, qui va du ventricule droit aux poumons, le second est constitué par l'aorte, qui part du ventricule gauche et envoie ses divisions partout. L'artère pulmonaire nous étant connue, étudions maintenant l'aorte, ses branches et ses rameaux. Mais d'abord un mot sur la structure de ces vaisseaux.

Trois membranes superposées composent les artères. L'extérieure est celluleuse; la moyenne, qui est la plus épaisse et la plus résistante, est fibro-cartilagineuse, d'un jaune fauve, et douée, selon quelques-uns, d'une certaine contractilité; l'interne est mince, comme séreuse, rougeâtre, couverte d'un vernis onctueux qui favorise la progression du sang. Les artères reçoivent la vie de petites artérioles, appelées *vasa vasorum* ou vaisseaux des vaisseaux. Leurs branches communiquent souvent entre elles, et ces anastomoses ont pour but de favoriser la circulation en multipliant les voies que le sang doit parcourir.

Aorte et ses divisions.

L'*aorte* est le tronc principal de l'arbre artériel. Cette grosse artère s'étend de la base du ventricule gauche à la quatrième vertèbre lombaire, où elle se divise (Pl. XV et XVI). «En sortant du cœur, elle monte à droite derrière l'artère pulmonaire, au-devant de la colonne vertébrale, et se recourbe de droite à gauche et d'avant en arrière pour former sa *crosse,* laquelle se termine au niveau de la troisième vertèbre dorsale. Elle descend ensuite sur la partie antérieure et gauche du rachis, s'échappe du thorax en passant entre les piliers du diaphragme, devient tout-à-fait antérieure aux vertèbres lombaires» et se divise, comme nous l'avons dit, pour former les artères iliaques primitives. Depuis sa naissance jusqu'à sa bifurcation terminale, l'aorte fournit les artères cardiaques, brachio-céphalique, carotide primitive gauche, sous-clavière gauche, bronchiques, œsophagiennes, intercostales, diaphragmatique, cœliaque, mésentériques, spermatiques, lombaires et sacrée-moyenne. Un mot sur chacune d'elles.

Artères cardiaques. — Ce sont deux vaisseaux artériels qui naissent de l'aorte dès sa formation, et qui suivent, flexueuses, les sillons des deux faces du cœur, s'anastomosant en bas, et formant ainsi à ce viscère, qu'elles couvrent de rameaux, une espèce de couronne, d'où leur autre nom de *coronaires* (Pl. XV, fig. 1).

Artère brachio-céphalique. — On appelle ainsi un tronc artériel volumineux, qui naît de la crosse de l'aorte du côté droit, et qui se divise, après un trajet de trois centimètres environ, en carotide primitive et en sous-clavière gauches (Pl. XVI, n° 2), lesquelles n'ont pas la même origine que leurs homonymes de droite, ainsi qu'on va le voir.

Artères carotides primitives. — Ce sont deux artères qui montent sur les côtés du cou, dans la région profonde. La droite naît du tronc brachio-céphalique, la gauche directement de la crosse de l'aorte (Pl. XVI, nos 3, 4). Arrivées au niveau de la partie supérieure du larynx, elles se divisent en deux branches, appelées carotide interne et carotide externe.

La *carotide interne*, branche de bifurcation de la carotide primitive, monte entre le pharynx et la branche ascendante de l'os maxillaire inférieur. Après de nombreuses flexuosités, elle traverse la base du crâne en parcourant le canal carotidien, et se distribue au cerveau et à ses membranes. Nous ne suivrons pas son trajet dans la cavité crânienne; nous dirons seulement que c'est d'elle que provient l'*artère ophthalmique* qui pénètre dans l'orbite par le trou optique avec le nerf de ce nom, et qui fournit treize rameaux aux différentes parties du globe oculaire.

La *carotide externe,* seconde branche de la bifurcation de la carotide primitive, s'étend du haut du larynx au col du condyle de la mâchoire inférieure, où elle finit en se bifurquant. Elle se distribue aux parties extérieures de la tête, ce qui précisément l'a fait appeler *externe,* tandis que la carotide interne est destinée à l'intérieur du crâne. Cette artère fournit six branches : 1° la *thyroïdienne supérieure,* pour le corps thyroïde; la *faciale,* pour la face, donnant les palatines, sous-mentale, et labiales; 3° la *linguale,* pour la langue; 4° l'*occipitale,* qui se porte en haut et en arrière dans la région occipitale; 5° l'*auriculaire postérieure,* dont un rameau s'introduit dans l'oreille interne par le trou stylo-mastoïdien; 6° la *pharyngienne inférieure,* destinée aux muscles du pharynx, et dont un rameau pénètre dans le crâne par le trou déchiré postérieur. — Toutes ces artères sont flexueuses et fournissent plusieurs rameaux.

La carotide externe finit en se bifurquant, avons-nous dit. Cette bifurcation donne les artères temporale et maxillaire interne. 1° La *temporale* est sous-cutanée à la région de la tempe, où le doigt peut la sentir battre; 2° la *maxillaire interne* a un trajet flexueux très compliqué entre les muscles ptérygoïdiens, dans la fosse zygomatique, dans la fosse sphéno-maxillaire, etc., où elle fournit plusieurs rameaux, notamment la *méningée moyenne,* qui pénètre dans le crâne par le trou sphéno-épineux; la *dentaire,* qui suit le nerf de même nom; la *temporale profonde,* la *massétérine,* les *ptérygoïdiennes,* la *buccale,* l'*alvéolaire,* la *palatine,* etc. On comprend qu'une description complète de ces artères n'aurait aucune utilité ici et prendrait beaucoup trop d'espace.

Artère sous-clavière. — Née du tronc brachio-céphalique à droite, et de la crosse même de l'aorte à gauche (Pl. XVI, n°s 2 et 7), elle se dirige en dehors, passe entre les deux muscles scalènes, sous la clavicule et sur la première côte, et arrive au creux de l'aisselle où elle prend le nom d'axillaire. Dans ce trajet elle fournit : 1° la *vertébrale* (n° 8), qui s'engage dans le canal formé par les trous dont est percée la base des apophyses transverses cervicales, monte, et pénètre dans le crâne par le grand trou occipital; 2° la *thyroïdienne inférieure,* qui se distribue au corps thyroïde; 3° la *mammaire interne,* qui descend le long des cartilages des côtes, en dedans de la poitrine; 4° l'*intercostale supérieure,* qui suit le bord inférieur interne de la première côte; 5° la *scapulaire,* pour l'omoplate et ses muscles; 6° la *cervicale profonde,* pour les muscles profonds de la région postérieure et supérieure du cou.

L'*artère axillaire* succède à la sous-clavière et occupe le creux de l'aisselle (Pl. XVI, n° 9), d'où son nom (de *axilla,* aisselle). Elle marche entre le plexus brachial et la veine axillaire, et, au-delà du petit pectoral, elle se trouve placée au milieu des nerfs brachial, cubital et radial. Elle donne six branches qui se distribuent à l'épaule, au creux de l'aisselle et aux parois thoraciques.

L'artère axillaire perd son nom au bas de l'aisselle, et c'est la *brachiale* ou *humérale* qui lui succède. Celle-ci s'étend le long de la partie interne et antérieure du bras, à côté du nerf médian qu'elle accompagne, et, arrivée au pli du coude, elle se divise en radiale et en cubitale (Pl. XVI, n°s 10, 11, 12).

La *radiale* se porte en dehors, s'enfonce sous les muscles de l'avant-bras et suit la direction du radius. Près du poignet, elle devient superficielle (c'est là qu'on consulte le pouls); elle se détourne en dehors, passe sous les tendons des extenseurs du pouce, puis s'enfonce entre les deux premiers os métacarpiens, et paraît à la paume de la main, où elle forme une courbure à convexité inférieure, de laquelle partent des rameaux pour les doigts, etc.

d. La *cubitale,* seconde branche de terminaison de l'humérale, au coude, s'enfonce entre les muscles de l'avant-bras, du côté interne, et suit le trajet du cubitus. Près du poignet, elle se dirige un peu en dehors, passe sous le ligament annulaire du carpe et paraît à la paume de la main, où elle forme aussi une arcade superficielle d'où partent des artères qui suivent les côtés des doigts, et qu'on appelle *collatérales*.

Artères bronchiques. — Ce sont deux vaisseaux peu volumineux qui naissent de l'aorte dans un point variable, et qui, s'avançant le long des bronches, s'enfoncent dans les poumons.

Artères œsophagiennes. — Ce sont de petits vaisseaux qui naissent de la partie antérieure de l'aorte, dans sa portion thoracique, en nombre variable de 2 à 8, et qui se ramifient sur l'œsophage et dans sa muqueuse.

Artères intercostales. — On compte neuf artères qui naissent de la partie postérieure de l'aorte, de chaque côté de ce tronc primitif, et qui, contournant le corps des vertèbres, entrent dans les espaces intercostaux, recouvertes par les plèvres (Pl. XVI, n° 15). Les deux premiers de ces espaces intercostaux reçoivent leur artère de la sous-clavière.

Les intercostales se divisent bientôt en deux branches : l'une s'enfonce entre les apophyses transverses et passe à la région dorsale, où elle se subdivise en deux rameaux, dont un se rend à la moelle par le trou de conjugaison. L'autre branche continue la direction de l'artère intercostale primitive, entre les deux plans des muscles intercostaux, et suit le bord inférieur de la côte qui lui est supérieure. Elle se bifurque aussi et se distribue aux parois antérieures du thorax.

Artères diaphragmatiques inférieures. — L'aorte fournit ces vaisseaux immédiatement après son entrée dans l'abdomen. Ces deux artères se portent, chacune de son côté, sur le pilier du diaphragme, et se partagent en branches qui vont au centre de ce muscle.

Artère cœliaque. — C'est un gros et unique tronc qui naît de l'aorte entre les piliers du diaphragme (Pl. XVI, n° 16), et qui, après deux centimètres d'étendue, fournit les artères suivantes : 1° la *coronaire stomachique*, qui suit la petite courbure de l'estomac jusqu'au pylore, et fournit des rameaux aux deux faces de ce viscère ; 2° l'*hépathique*, qui se dirige transversalement pour se rendre au foie, auquel elle se distribue, et qui fournit des branches au pylore, à l'épiploon, etc. ; 3° la *splénique*, qui va à la rate et donne des rameaux au pancréas, à l'épiploon, etc.

Artère mésentérique supérieure. — C'est un tronc unique qui naît de l'aorte, au dessous du précédent (Pl. XVI, n° 21). Elle s'engage entre les deux plis du mésentère, décrit une longue courbure à convexité antérieure, en suivant les flexuosités résultant des circonvolutions intestinales, et fournit de nombreux rameaux aux intestins grêles, rameaux qui partent de la convexité de la courbure de l'artère.

Artère mésentérique inférieure. — Celle-ci naît de l'aorte, à un ou deux pouces au dessus de sa terminaison (Pl. XVI, n° 21'). Elle se place dans le méso-colon iliaque, puis dans le méso-rectum, et se termine par deux branches qui sont les *hémorrhoïdales supérieures*, pour les parois postérieures du rectum.

Artères rénales. — Chaque rein reçoit de l'aorte une artère assez volumineuse (Pl. XVI, n° 20). Ce vaisseau a une direction transversale et se divise en arrivant à la scissure de la glande, en trois ou quatre branches qui se ramifient dans son parenchyme.

Artères spermatiques. — Grêles et très longues, elles naissent de l'aorte au dessous des rénales; chacune descend, en se portant en dehors, et traverse le canal inguinal chez l'homme, pour se rendre au testicule en accompagnant le canal déférent et les autres parties qui composent le cordon spermatique; chez la femme, elle se rend à l'ovaire et à la trompe de Fallope.

Artères lombaires. — Il y en a quatre de chaque côté, naissant de l'aorte et se dirigeant transversalement pour se répandre dans les muscles des lombes et de l'abdomen (Pl. XVI, n° 22).

Artère sacrée moyenne. — Petit vaisseau né de la partie postérieure et tout-à-fait inférieure de l'aorte, descendant verticalement au devant du sacrum jusqu'au coccyx, en donnant des rameaux latéraux.

Artères iliaques primitives et artères qui en proviennent et les suivent.

Artères iliaques primitives. — Nous venons d'étudier le trajet de l'aorte et des vaisseaux qu'elle fournit depuis son origine jusqu'à sa bifurcation. Cette bifurcation constitue les deux iliaques primitives (Pl. XVI, n° 24) qui, se séparant au niveau de la quatrième ou cinquième vertèbre lombaire, s'écartent à angle aigu, descendent le long de la colonne lombaire, et, après un trajet de deux pouces environ, se bifurquent au niveau de la base du sacrum pour fournir l'iliaque interne ou l'hypogastrique, et l'iliaque externe.

L'*artère iliaque interne* ou *hypogastrique*, détachée de l'iliaque primitive dont elle naît (Pl. XVI, nº 26), se porte en avant et en bas, pénètre dans le bassin et se divise en un grand nombre de branches qui se distribuent aux muscles, au rectum, aux parties génitales, à la vessie, etc., et dont l'étude nous importe peu.

L'*artère iliaque externe* est la continuation de l'iliaque primitive; c'est le tronc des artères qui vont nourrir le membre inférieur (Pl. XVI, nº 25). Prenant ce nom au niveau de la symphyse sacro-vertébrale, elle longe le détroit supérieur du bassin, derrière le péritoine, et s'engage sous l'arcade crurale pour devenir artère crurale. Elle fournit la *circonflexe* (nº 27), qui se porte en dehors et en haut et se divise dans les muscles abdominaux; l'*épigastrique* (nº 28), qui croise la partie postérieure du cordon spermatique, puis se réfléchit et longe le bord externe du muscle droit abdominal, en se dirigeant vers l'ombilic.

L'*artère crurale* ou *fémorale* commence à l'anneau crural, où elle succède à l'iliaque externe (Pl. XVI, nº 29). Elle descend obliquement le long de la partie interne et postérieure de la cuisse, et, traversant le muscle grand adducteur, avant d'arriver au jarret (nº 31), elle perd son nom pour prendre celui de poplitée. Elle fournit des branches aux muscles de la hanche, de la cuisse; la plus volumineuse est la *musculaire profonde* (nº 30), qui, née à deux pouces au-dessous de l'anneau crural, s'enfonce en arrière dans les muscles et se subdivise en *circonflexes* et en *perforantes*.

L'*artère poplitée* commence à l'anneau du grand adducteur de la cuisse traversé par l'artère crurale, et finit au bas du jarret, dont elle traverse obliquement le creux de dedans en dehors (Pl. XVI, nº 32). Là elle se divise en trois branches pour la jambe et le pied: 1º la *tibiale antérieure*, qui traverse le ligament interosseux aussitôt après sa naissance, et descend verticalement au-devant de cette cloison entre le tibia et le péroné (nº 34), jusqu'au quart inférieur de la jambe où elle change de direction pour venir en dedans s'engager sous le ligament annulaire du tarse et se perdre sur le dos du pied; 2º la *péronière*, qui descend entre le muscle profond soléaire et les muscles de la région jambière postérieure, suit la face interne du péroné et se divise en deux branches près la malléole externe; 3º la *tibiale postérieure*, qui a un tronc commun avec la péronière et dont le volume est assez considérable; elle descend verticalement le long de la partie postérieure de la jambe (nº 33), et s'engage sous la voûte du calcanéum pour devenir *plantaire* et former l'*arcade plantaire*, comme à la main, donnant des *collatérales* aux orteils.

Vaisseaux capillaires.

Nous avons dit que le système artériel envoie ses ramifications sans nombre à tous les points du corps, et que le système veineux, dont il va être question bientôt, commence par autant de radicules, le premier charriant le sang chassé par le cœur, le second le ramenant à cet organe. Or il existe, comme intermédiaire à ces extrémités artérielles et veineuses, un réseau de vaisseaux extrêmement déliés qu'on appelle *capillaires*. Ces vaisseaux contiennent plus de fluides blancs que de sang, à moins que l'inflammation ne se soit emparée d'eux. Ils entrent dans la composition intime des organes; ils sont les témoins, ou plutôt le siége, les agents de la conversion du sang rouge en sang noir, excepté dans les poumons où, au contraire, ils participent à la conversion du sang noir en sang rouge sous l'influence de la respiration. Mais n'anticipons pas sur la physiologie et contentons-nous de ce peu de mots sur l'anatomie des capillaires, qui ne sont d'ailleurs visibles qu'à la loupe.

Des veines (Veinologie).

Les *veines* sont les vaisseaux qui ramènent au cœur le sang distribué dans toutes les parties du corps (Pl. XVII). Elles sont en nombre plus considérable que les artères, parce que le sang, ne recevant plus l'impulsion directe du ventricule gauche, y circule bien moins vite.

Les veines ont leurs parois plus minces, plus souples et plus dilatables que les artères; trois tuniques les composent: l'extérieure est celluleuse; la moyenne est composée de fibres longitudinales, tandis que la pareille des artères est composée de fibres circulaires; l'interne est très mince, ridée, et forme de distance en distance des replis ou *valvules* destinées à s'opposer à la rétrogradation du sang, et à favoriser le cours de ce liquide. Les veines sont disposées sur deux plans: l'un profond, qui accompagne en général les artères; l'autre superficiel, que l'on voit par transparence sous la peau.

Les veines forment deux systèmes: le système veineux général et le système de la veine porte. Nous allons les décrire l'un après l'autre.

Après être nées par autant de racines que les artères ont de ramifications terminales, elles se réunissent successivement et finissent, en dernier résultat, par trois troncs, qui sont : 1° la veine cave supérieure ; 2° la veine cave inférieure ; 3° la veine porte ; cette dernière étant le tronc de terminaison du système veineux qui porte son nom.

Veine cave supérieure et veines qui concourent à sa formation.

La *veine cave supérieure* résulte de la jonction des veines sous-clavières, qui, elles-mêmes, sont dues aux embranchements des veines du crâne, de la face, du cerveau, des membres supérieurs et d'une partie de la poitrine. D'une part, les veines des doigts et de la main forment les veines du bras, dont les unes sont superficielles (on les saigne au pli du coude), et les autres sont profondes (elles accompagnent les artères) ; toutes ces veines se réunissent à l'aisselle pour n'en constituer qu'une seule, la *veine axillaire*, qui devient bientôt *sous-clavière* (Pl. XVII, n°s 19, 20). D'autre part, les veines extérieures au crâne donnent naissance à la *veine jugulaire externe* (celle que l'on saigne quelquefois), qui descend sur le côté du cou (n° 3) ; les veines de l'intérieur de la tête aboutissent à la *veine jugulaire interne* (n° 4), qui est plus profondément située ; puis cette jugulaire interne se jette dans la sous-clavière qui lui correspond (n° 20).

Ainsi formées, les deux veines *sous-clavières* s'avancent l'une vers l'autre en côtoyant les artères de même nom ; elles se réunissent à angle droit pour former la *veine cave supérieure* (*v c s*), laquelle se dirige en bas, pénètre dans le péricarde, et s'ouvre dans l'oreillette droite du cœur (Pl. XV, fig. 1, *vs*, *vs*, n° 5, *od*). La veine cave supérieure devient ainsi le confluent de tout le sang des parties situées au-dessous du diaphragme.

Veine cave inférieure et veines qui concourent à sa formation.

La *veine cave inférieure* doit son existence aux veines iliaques réunies, lesquelles résultent des veines des membres inférieurs et des parties nombreuses où se distribue l'artère hypogastrique. D'une part, les veines du pied forment les veines de la jambe, dont les unes sont profondes et satellites des artères (Pl. XVII, jambe droite), les autres superficielles ou sous-cutanées (jambe gauche, même planche). Ces veines de la jambe s'abouchent près du jarret pour former la *veine fémorale*, qui devient *iliaque externe*, puis *iliaque primitive*. Il y a une autre veine superficielle, appelée *saphène*, qui du pied monte tout le long de la partie interne du membre inférieur, entre la peau et l'aponévrose d'enveloppe du membre (nos 22, 23, 24), et perce cette aponévrose, au haut de la cuisse, pour se jeter dans la veine fémorale qui est au-dessous (no 25). D'un autre côté, les veines nombreuses provenant des parties génitales, de la vessie, des muscles voisins, en un mot toutes les veines qui accompagnent les branches de l'artère hypogastrique, forment la *veine hypogastrique* ou *iliaque interne*.

Or, la veine iliaque externe et la veine hypogastrique ou iliaque interne se réunissent pour donner naissance à la veine *iliaque primitive* (Pl. XVII, nos 30, 31, 32).

Ainsi formées, les deux veines iliaques primitives vont à la rencontre l'une de l'autre pour constituer une seule veine qui est la *veine cave inférieure* (*vci*). Cette veine cave s'étend de la cinquième vertèbre lombaire à l'oreillette droite du cœur, dans laquelle elle s'ouvre avec la veine cave supérieure (Pl. XV, fig. 1). Dans ce trajet, elle se trouve à la droite de l'aorte et reçoit les *veines spermatiques*, *lombaires, rénales, hépatiques* et *diaphragmatiques*, qui accompagnent les artères de même nom. Elle traverse le diaphragme par une ouverture qui lui est destinée (Pl. VI, fig. 1, *vc*), pénètre dans le péricarde et puis dans ladite oreillette droite, où son ouverture est garnie d'une *valvule*, dite d'*Eustache*, pour empêcher le sang de refluer dans son calibre. D'où il résulte que cette veine cave inférieure est le confluent de tout le sang provenant des parties situées au-dessous du diaphragme, sauf les intestins; nous allons voir tout-à-l'heure la raison de cette exclusion.

Les deux veines caves sont reliées par une grosse veine qui va de l'une à l'autre. C'est la *veine azygos* (de α priv. et ζυγος, pair : impair) (Pl. XVII, *va*). Née de la veine cave inférieure, quelquefois de la rénale qui va à cette veine cave, la veine azygos monte à côté de l'aorte, traverse le diaphragme avec elle, et s'ouvre dans la veine cave supérieure. Elle recueille le sang des veines intercostales.

Veine porte et veines qui concourent à sa formation.

La *veine porte* résulte de la réunion des veines de l'estomac, des intestins, du pancréas et de la rate, c'est-à-dire des organes abdominaux, sauf les reins, la vessie et la matrice dont les veines vont à la veine cave inférieure. C'est là le *système de la veine porte*, qui joue un rôle si grand dans l'absorption, ainsi que nous le verrons en physiologie.

La veine porte naît de la rencontre des veines splénique et mésentérique : 1° de la *splénique*, qui vient de la rate et qui reçoit les veines gastro-épiploïques, duodénales, pancréatiques, petite mésentérique; 2° de la *grande mésentérique*, qui suit les ramifications de l'artère de même nom, et qui s'ouvre aussi dans la splénique. Cette veine porte, assez volumineuse, monte obliquement à droite et derrière le foie, et, arrivée dans le sillon de cette glande, elle se divise en deux branches qui forment un canal presque horizontal, appelé *sinus de la veine porte*. La droite pénètre dans le grand lobe du foie, la gauche dans le petit, où elles se ramifient. D'où il résulte que la veine porte représente un arbre dont les racines, plus nombreuses que les branches, prennent naissance dans les viscères du bas-ventre sus-nommés, dont le tronc est caché derrière le foie (Pl. XX, n° 7), et dont les rameaux se répandent et se perdent dans cette grosse glande.

Mais comment le sang répandu dans le foie par la veine porte en sort-il et va-t-il au cœur? Cela est bien simple. Là où se terminent les ramifications ultimes de la veine porte dans le foie, commencent les premières radicules des veines hépatiques. Or, celles-ci vont se jeter dans la veine cave inférieure; de sorte qu'elles lient le système veineux de la veine porte au système veineux général. C'est à la physiologie qu'il faut demander l'explication du rôle que joue dans le foie le sang apporté par la veine porte. (Voir notre *Anthropologie*.

ORGANES DE L'ABSORPTION.

Les organes qui servent à l'absorption sont les vaisseaux et les ganglions lymphatiques, dont l'ensemble constitue le *système lymphatique*, système qui joue un grand rôle dans les maladies atoniques, ou plutôt qui les produit quand il est développé outre mesure.

Vaisseaux lymphatiques.

On appelle *lymphatiques*, parce qu'ils charrient la lymphe, des vaisseaux d'une ténuité telle qu'on les aperçoit à peine à la simple dissection, et qui apparaissent comme des filaments d'un blanc bleuâtre. Ainsi que les veines, ils naissent de tous les points du corps par des radicules infiniment nombreuses, et forment deux plans, l'un superficiel ou sous-cutané (Pl. XVIII, jambe gauche), et l'autre profond (jambe droite, même planche), dans lesquels on les voit, flexueux, se réunir, se séparer, s'anastomoser un grand nombre de fois, et se résumer finalement en deux troncs, le grand et le petit canal thoraciques, qui se jettent dans le système veineux général, comme l'explique la description ci-dessous.

Les vaisseaux lymphatiques se distinguent en lymphatiques proprement dits et en chylifères. Les vaisseaux *chylifères* sont, comme l'indique leur nom, ceux qui charrient le chyle. Ils commencent aux villosités de la membrane muqueuse intestinale, traversent les ganglions du mésentère et forment en grande partie le grand canal thoracique, en réunissant leurs racines.

Grand canal thoracique.

Le *canal thoracique* est un gros tronc lymphatique qui s'étend de la deuxième vertèbre lombaire, où il naît de la réunion des racines des vaisseaux chylifères, à leur sortie du mésentère, jusqu'à la veine sous-clavière gauche, dans laquelle il s'ouvre, en pénétrant dans la poitrine par la même ouverture qui laisse passer l'aorte (Pl. XVIII, *c t*). Nous omettons de signaler ses rapports avec les autres canaux qui se trouvent dans la partie supérieure du thorax, parce que cela n'est pas utile au but que nous nous proposons; mais il importe qu'on sache qu'au canal thoracique aboutissent tous les vaisseaux lymphatiques des membres inférieurs, ceux de l'abdomen, du côté gauche du thorax, du membre supérieur gauche et du côté correspondant du cou et de la tête.

Petit canal thoracique ou grande veine lymphatique.

On appelle ainsi, ou encore *canal thoracique droit*, « un tronc lymphatique volumineux, d'un pouce de longueur, représentant à la partie inférieure et droite du cou, la crosse du grand canal thoracique, avec lequel il communique par quelques branches (Pl. XVIII, *pc*). Ce gros vaisseau lymphatique reçoit tous ceux du membre supérieur droit, de la moitié droite du cou et de la tête, du côté droit de la poitrine, quelquefois aussi ceux de la portion droite du diaphragme et même du foie. Il s'ouvre à l'angle de réunion des veines jugulaire interne et sous-clavière droites; son embouchure est aussi garnie d'une double valvule disposée comme celles du grand canal thoracique et remplissant la même fonction. »

Ganglions lymphatiques.

Les *ganglions lymphatiques*, improprement appelés quelquefois *glandes lymphatiques*, sont des petits corps arrondis, mous, grisâtres, qui, placés çà et là sur le trajet des vaisseaux lymphatiques, paraissent n'être autre chose que des agglomérations de ces vaisseaux pelotonnés, anastomosés à l'infini, enveloppés d'une membrane celluleuse assez dense (Pl. XVIII, n°s 14, 15). Ils reçoivent d'un côté un certain nombre de ces vaisseaux, désignés sous le nom de *vaisseaux afférents*, et, de l'autre côté, donnent naissance à d'autres vaisseaux lymphatiques, désignés sous celui de *déférents*. Les ganglions lymphatiques se rencontrent surtout au mésentère, aux aines, aux côtés du cou, au jarret, à l'aisselle, etc.; on les regarde comme des organes de mixtion et d'élaboration des fluides destinés à former la lymphe.

ORGANES DES SÉCRÉTIONS.

Les organes à l'aide desquels les sécrétions s'opèrent forment des *appareils sécréteurs* dans lesquels, lorsqu'ils sont complets, on distingue quatre choses principales : 1° une ou plusieurs glandes; 2° un ou plusieurs conduits de ces glandes; 3° un réservoir; 4° un canal d'excrétion. Avant leur description, expliquons d'une manière générale la disposition et les usages de ces objets.

On entend par *glande* un organe parenchymateux destiné à former un liquide quelconque servant, soit à des usages particuliers de l'économie, soit à épurer la masse du sang, liquide qui est conduit à sa destination au moyen d'un canal excréteur. Ainsi définies, les glandes sont au nombre de seize : deux lacrymales, six salivaires, deux mammaires, deux rénales, deux testiculaires, une biliaire et une pancréatique. C'est à tort qu'on a donné le même nom, soit aux follicules de la peau et des muscles, qui jouent un rôle analogue à celui des glandes, mais qui n'ont rien de leur forme extérieure, soit aux ganglions lymphatiques, qui leur ressemblent encore moins. —

Le liquide sécrété par les glandes est conduit par un ou plusieurs *canaux* dont les noms varient, canaux qui aboutissent soit à un réservoir, soit au lieu même où ce liquide doit être versé. — Le *réservoir* est une espèce de poche membraneuse qui conserve le produit de sécrétion pendant un temps variable. — Du réservoir partent un ou plusieurs *canaux excréteurs*, qui, à un moment voulu, transportent le fluide sécrété au lieu de sa destination.

Les appareils sécréteurs ne sont pas tous pourvus de réservoirs : ceux de la bile, de l'urine, du sperme et des larmes en ont, mais ceux du lait, de la salive, du fluide pancréatique en manquent : dans ce cas, le liquide sécrété s'écoule au fur et à mesure qu'il s'élabore, ou bien il s'accumule dans la glande et la distend. Commençons par les appareils les plus simples.

Appareil sécréteur de la salive.

L'appareil salivaire se compose de six glandes et de leurs conduits excréteurs. Ces glandes sont les parotides, les sous-maxillaires et les sublinguales ; leurs conduits sont le canal de Sténon, le canal de Warthon, et d'autres sans nom propre.

Glande parotide et son conduit.

La *glande parotide* (de παρα, proche, et ους, ωτος, oreille) est située au-dessous et au-devant du pavillon de l'oreille, remplissant l'espace compris entre le bord postérieur de la branche de la mâchoire inférieure, le conduit auditif externe et l'apophyse mastoïde. C'est la plus grosse des glandes salivaires. Elle est composée d'un tissu granulé formant plusieurs lobules ; une membrane fibreuse, qui envoie des prolongements entre ces lobes, l'entoure. Elle est traversée par les branches terminales de l'artère carotide externe, par les artères auriculaires antérieures, la transverse de la face, la veine temporale et par le nerf facial.

Des granulations de la parotide partent les racines du conduit excréteur de cette glande. Ce conduit, appelé *canal de Sténon*, s'avance dans l'épaisseur de la joue sur le muscle masséter, et pénètre dans la bouche au niveau de la seconde dent molaire supérieure, à trois lignes du point de jonction de la joue avec la gencive.

Glande sous-maxillaire et son conduit.

La *glande sous-maxillaire* est située, comme l'indique son nom, sous la mâchoire, sur la face interne du corps de l'os maxillaire inférieur, entre les deux ventres du muscle digastrique. De ses lobules partent des petits canaux qui forment le *canal de Warthon*, lequel est le conduit excréteur de la glande et vient s'ouvrir sur le côté du frein de la langue par un orifice étroit, en cheminant entre les muscles mylo-hyoïdien et hyo-glosse.

Glande sublinguale et ses conduits.

La *glande sublinguale* semble n'être qu'un appendice de la sous-maxillaire. Elle est plus petite et placée dans l'épaisseur de la paroi inférieure de la bouche, au-dessous de la langue, étant séparée de sa semblable par le muscle hyoïdien. Elle a plusieurs *conduits* qui s'ouvrent, les uns sur la partie latérale du frein de la langue, les autres dans le canal de Warthon.

Appareil sécréteur du fluide pancréatique.

Le *pancréas* (de παν, tout, κρεας, chair) est une glande aplatie, couchée transversalement au-devant de la colonne vertébrale, derrière l'estomac, entre le duodénum et la rate. Sa face antérieure est couverte par l'estomac, et sa face postérieure embrasse la première vertèbre lombaire dont elle est séparée par les piliers du diaphragme, etc. Sa structure est semblable à celle des glandes salivaires; son produit de sécrétion a aussi la plus grande analogie avec la salive. Le conduit excréteur, appelé *canal de Wirsung*, a des racines dans tous les lobules de la glande; il s'ouvre dans le duodénum, ou dans le canal cholédoque qui aboutit au même intestin.

Appareil sécréteur du lait.

Comme cet appareil fait partie de la vie de génération plutôt que de celle de nutrition, nous renvoyons son histoire au chapitre des organes générateurs. Arrivons donc aux appareils complets, aux appareils pourvus de réservoirs.

Appareil sécréteur des larmes.

L'appareil lacrymal présente toutes les pièces nécessaires à une fonction de sécrétion complète : 1° la glande lacrymale ; 2° les conduits lacrymaux ; 3° le sac lacrymal ; 4° le canal nasal.

Glande lacrymale.

La *glande lacrymale*, organe spécial de la sécrétion des larmes, est petite, située à la partie supérieure externe de l'orbite, dans la fossette que présente à cet usage le frontal (Pl. XI, fig. 5, n° 1). Sept ou huit conduits d'une ténuité extrême en partent, s'ouvrent sur la face interne de la paupière supérieure et versent le fluide lacrymal sur le globe oculaire.

Conduits lacrymaux.

Ce ne sont pas les conduits indiqués ci-dessus que nous allons examiner : il y en a d'autres plus importants à connaître. Sur le bord libre des paupières, près de leur commissure interne ou du grand angle, on voit, comme un point noir, une très petite ouverture béante : c'est le *point lacrymal*, commencement du conduit de même nom (Pl. XI, fig. 2, n° 6). Le *conduit lacrymal* existe dans l'épaisseur de chaque paupière (Pl. XI, fig. 5, nos 2, 3); le supérieur monte d'abord, puis se recourbe brusquement pour se porter en bas et en dedans ; l'inférieur descend au contraire et se courbe aussi bientôt pour se porter en haut et en dedans ; tous les deux vont se joindre au niveau de la commissure palpébrale, où ils s'adossent, et marchent sans se confondre jusque dans le sac lacrymal.

Sac lacrymal.

Le *sac lacrymal* est le réservoir des larmes (Pl. XI, fig. 5, n° 4). C'est une poche membraneuse située dans le grand angle de l'œil, au-devant de la caroncule lacrymale, derrière l'apophyse montante de l'os maxillaire supérieur et dans la gouttière qu'elle offre. Par sa paroi interne il tient aux os, par l'externe il est en rapport avec le muscle palpébral. Il se continue en bas avec le canal nasal. Il est tapissé intérieurement par un prolongement de la muqueuse des fosses nasales, qui s'y introduit par le canal nasal.

Canal nasal.

Le *canal nasal* est le conduit excréteur des larmes. C'est un canal osseux, revêtu d'une membrane fibreuse doublée d'une muqueuse qui s'étend de l'extrémité inférieure du sac lacrymal au méat inférieur des fosses nasales, où il s'ouvre par une petite ouverture béante (Pl. XI, fig. 1, n° 8).

Appareil sécréteur de la bile.

L'appareil biliaire, appareil sécréteur complet, se compose: 1° du foie; 2° des conduits hépatique et cystique; 3° de la vésicule biliaire; 4° du canal cholédoque. Après ces organes nous parlerons de la rate.

Foie.

Le *foie*, organe sécréteur de la bile, est la plus volumineuse de toutes les glandes. Il est situé sous le diaphragme, du côté droit, derrière les fausses côtes qui le protégent; il occupe l'hypochondre droit et même une partie de la région épigastrique (Pl. XIV, n° 10). Dans l'état ordinaire, il ne dépasse pas en bas le bord desdites fausses côtes. Sa forme, tout irrégulière qu'elle est, peut être comparée à une moitié d'ovoïde coupé dans le sens de sa longueur. Il a donc deux faces et des bords. La face antérieure et supérieure est convexe et en rapport avec le diaphragme, qui, à cause de la présence de ce viscère, est plus concave à droite qu'à gauche; la face inférieure et postérieure est plane. Le bord postérieur et supérieur est épais, arrondi et fixé au diaphragme par deux replis du péritoine; l'antérieur est mince et répond au bord inférieur des fausses côtes; le droit est aussi contigu au diaphragme; le gauche, libre, s'étend quelquefois jusque vers la rate. Divers replis du péritoine, appelés ligaments, retiennent le foie dans cette position. Le plus remarquable est le *ligament suspenseur du foie*, qui semble partager la glande en deux moitiés inégales, dont la droite est appelée *grand lobe* et la gauche *petit lobe*.

La face inférieure du foie, légèrement concave comme il a été dit déjà, présente dans toute son étendue antéro-postérieure, une gouttière qui, chez le fœtus, logeait en avant la veine ombilicale, et en arrière le canal veineux, lequel faisait communiquer cette veine avec la veine cave inférieure (voir la circulation du fœtus). Une autre gouttière coupe perpendiculairement la première : c'est par ce sillon transversal que pénètrent dans la glande son artère, ses veines et la veine porte, et qu'en sortent le canal excréteur et les vaisseaux lymphatiques. On voit aussi sur cette face inférieure des éminences qui nous intéressent peu.

Le tissu du foie, l'un des plus vasculaires de l'économie, présente une masse de granulations d'un rouge brun à la circonférence, et jaunes au centre, masse compacte, dure et d'une grande fragilité, mais enveloppée d'une membrane fibreuse qui envoie des prolongements à l'intérieur, sous le nom de *capsule de Glisson*. A ces granulations aboutissent les extrémités de l'artère hépatique et de la veine porte, qui apportent le sang à la glande ; de leur intérieur partent les radicules des veines hépatiques, des vaisseaux lymphatiques et du canal hépatique, qui remmènent le sang, la lymphe et la bile. Tous ces canaux nous sont connus, à l'exception du dernier.

Canal hépatique.

Le *canal hépatique* naît d'une foule de radicules qui forment deux grosses branches, lesquelles se joignent à angle obtus en sortant du sillon transversal du foie. De leur réunion résulte donc ce canal (Pl. XIII, *d*), qui marche dans l'épaisseur de l'épiploon gastro-hépatique et se confond avec le canal cystique, après un trajet de un pouce et demi au plus.

Canal ou conduit cystique.

Le *canal cystique*, que nous devrions étudier après la vésicule du fiel, part en effet de cette vésicule (Pl. XIII, *c*), et rencontre le canal hépatique. De cette union résulte le canal cholédoque, décrit ci-dessous.

Vésicule biliaire ou vésicule du fiel.

La *vésicule biliaire* est le réservoir de la bile (Pl. XIII, *b*). C'est une espèce de poche membraneuse située à la face interne du lobe droit du foie, ayant la forme d'une poire dont le sommet est en arrière, adhérant à la glande, et la grosse extrémité regarde en avant et en bas, où elle dépasse quelquefois le bord des côtes et peut être reconnue par la percussion et le palper. Sa couleur est verdâtre. La bile arrive dans son intérieur par le canal hépatique et par le conduit cystique ci-dessus décrits ; elle en sort par le conduit cystique et le canal cholédoque. Le conduit cystique est donc tout à la fois canal afférent et canal déférent.

Canal cholédoque.

Le *canal cholédoque* (de χολη, bile) résulte de la jonction des conduits hépatique et cystique (Pl. XIII, *e*). Il va s'ouvrir dans le duodénum, sur le sommet d'un mamelon saillant, après un trajet de deux ou trois pouces entre les feuillets de l'épiploon gastro-hépatique.

Tous les conduits biliaires sont constitués par deux membranes : l'une extérieure, dense, fibreuse ; l'autre intérieure, muqueuse et très mince.

De la rate.

La *rate* est un organe par enchymateux très vasculaire ou spongieux, situé dans l'hypochondre gauche, au-dessous du diaphragme où le fixent des replis du péritoine et les vaisseaux spléniques. Sa forme est ellipsoïde, sa longueur de quatre pouces et son épaisseur de deux. Ses usages sont peu connus, mais on pense qu'elle sert de réservoir au sang veineux dans les cas où ce liquide est refoulé vers les organes profonds, pendant le frisson des fièvres intermittentes, par exemple, et les courses précipitées.

Appareil sécréteur de l'urine.

L'appareil urinaire comprend : 1° les reins, 2° les uretères, 3° la vessie, 4° l'urètre.

Reins.

Les *reins*, vulgairement *rognons*, sont deux glandes qui sécrètent l'urine et qui sont situées profondément sur les côtés des vertèbres lombaires, derrière le péritoine, au milieu d'un tissu graisseux très abondant (Pl. XVI). Ils ont la forme d'un ovoïde comprimé sur deux faces, ou d'un haricot. Leur parenchyme est dû à deux tissus différents : l'un, extérieur, brunâtre, est appelé *substance corticale*, parce qu'elle enveloppe la glande comme une écorce ; l'autre, intérieur, d'un rouge pâle, dense et résistant, se nomme *substance mamelonnée* ou *tubuleuse*, parce qu'elle présente des faisceaux coniques formés de petits canaux convergents. Ces canaux, qui font suite à ceux de la substance corticale, s'ouvrent dans des petits conduits appelés *calices*, lesquels aboutissent, dans la partie échancrée du rein qu'on nomme *scissure*, à une espèce de réservoir commun, connu sous le nom de *bassinet*, duquel part l'uretère.

Uretères.

Les *uretères* (de ουρον, urine) sont deux canaux membraneux, étroits, mais très longs, qui, étendus des reins à la vessie, ont pour usage de conduire l'urine du bassinet dans ce réservoir (Pl. XVI, n° 23). Placés, un de chaque côté, ils descendent obliquement jusqu'à la symphyse sacro-iliaque, pénètrent dans le bassin, et vont s'ouvrir dans la partie postérieure et inférieure de la vessie par un orifice étroit et oblique (Pl. XIX, fig. 1, n° 1).

Vessie.

La *vessie*, réservoir de l'urine, est une grande poche musculo-membraneuse située dans la région hypogastrique, dans l'excavation du bassin, derrière le pubis, au-dessus duquel elle s'élève lorsqu'elle est pleine (Pl. XIX, fig. 1, n° 2). Son axe est comme celui du grand bassin, obliquement dirigé de haut en bas et d'avant en arrière. Sa surface extérieure offre six régions: la supérieure est en rapport avec les circonvolutions intestinales; l'inférieure est, chez l'homme, entourée de la prostate, en contact avec le rectum en arrière, et chez la femme elle s'appuie sur le vagin et l'extrémité du col de l'utérus (fig. 2); l'antérieure glisse sur la face postérieure du pubis, auquel elle est fixée par un ligament; la postérieure s'appuie sur le rectum chez l'homme, sur la matrice chez la femme; les collatérales enfin sont côtoyées chez l'homme par les conduits déférents.

La surface interne de la vessie est ridée, mais ces rides, dues à des plis de la muqueuse, disparaissent dans l'état de réplétion du réservoir. On y voit encore des saillies allongées appartenant aux faisceaux de la tunique musculeuse. A la partie inférieure ou dans le bas fond de la vessie et en arrière, s'ouvrent les deux uretères; en avant s'ouvre l'urètre. L'espace compris par ces trois ouvertures s'appelle *trigone vésical*.

La vessie est composée de trois membranes superposées; l'interne est muqueuse, pâle et ridée; la moyenne est musculeuse, due à des fibres longitudinales et circulaires; l'externe est séreuse, due au péritoine, qui ne recouvre d'ailleurs que la face supérieure et la moitié postérieure de l'organe. Dans leur ensemble, ces tuniques forment des parois assez épaisses, surtout dans certaines maladies de la vessie.

Urètre.

L'*urètre* est le canal excréteur de l'urine. Chez l'homme il est en même temps canal excréteur du sperme. Comme chez ce dernier il appartient essentiellement au membre viril, nous ne l'examinerons qu'avec les organes de la génération.

Chez la femme, l'urètre n'a qu'un pouce de long. Il est situé sous le pubis et s'ouvre en avant, au-dessus de l'orifice du vagin et au-dessous du clitoris (Pl. XIX, fig. 2, n° 2). N'offrant ni la longueur ni les courbures de celui de l'homme, il permet de sonder facilement la femme.

Appareil sécréteur du sperme.

Nous examinerons cet appareil en parlant des organes de la génération.

TROISIÈME CLASSE D'ORGANES.

ORGANES DE GÉNÉRATION.

Les organes génitaux forment deux appareils distincts. Nous allons les examiner chez l'homme et chez la femme.

Ici commence la narration de tout ce qui a rapport à des fonctions mystérieuses sur lesquelles on s'obstine trop, je crois, à garder le silence, car cela excite la curiosité et enflamme l'imagination des jeunes gens bien plus que si on exposait le mécanisme simplement, et, comme nous allons faire, avec sobriété de paroles et absence de détails inutiles.

Organes génitaux de l'homme.

L'appareil génital de l'homme se compose de plusieurs organes : 1° le scrotum ; 2° les testicules ; 3° le cordon spermatique ; 4° le conduit déférent ; 5° les vésicules séminales ; 6° la prostate ; 7° les conduits éjaculateurs ; 8° la verge.

Scrotum.

Scrotum (*scrotum*, bourse de cuir), vulgairement *bourses*, est l'enveloppe extérieure des testicules. C'est une poche divisée en deux lobes par une cloison médiane qui sépare les deux testicules (Pl. XIX, fig. 1), et composée de cinq couches de membranes superposées : la peau, le dartos, le crémaster, la tunique fibreuse et la tunique vaginale.

La *peau des bourses* est brune, ridée, alternativement rétractée ou relâchée, selon la force et l'âge du sujet, l'état du membre viril et la température extérieure. Elle est semée de follicules et de poils rares. Une ligne saillante étendue de l'anus à la racine de la verge semble la partager en deux portions égales ; on la nomme *raphé*.

Le *dartos* (de δερω, j'écorche) est une membrane fibreuse qui double la peau du scrotum et qui, au moyen d'un prolongement en forme de cloison (*cloison du dartos*), sépare les testicules et fournit à chacun d'eux une enveloppe particulière. Il est très contractile, car c'est à son resserrement qu'est dû celui des bourses sous l'influence du froid, de la peur et de l'orgasme vénérien.

Le *crémaster* (de κρεμαω, je suspends) est une membrane ou un faisceau musculaire mince, allongé, qui, partant de l'arcade crurale, s'épanouit autour du cordon spermatique, qu'il attire en haut, quand il se contracte. — Il soulève le testicule, et l'applique contre l'anneau inguinal, surtout pendant l'acte copulateur.

La *tunique fibreuse* est une sorte de sac aponévrotique qui renferme le testicule et le cordon. Elle est intermédiaire au crémaster et à la tunique vaginale.

La *tunique vaginale* est une membrane séreuse qui revêt la face interne de la tunique fibreuse, et se réfléchit sur le testicule qu'elle enveloppe. Comme les autres séreuses, c'est un sac sans ouverture dont la face interne, en rapport avec elle-même, est toujours humectée de sérosité. C'est une dépendance du péritoine, qui est entraîné par le testicule à travers l'anneau inguinal, lorsque, après la naissance, cet organe descend dans les bourses ; aussi reste-t-il souvent une communication entre la cavité péritonéale et celle de la tunique vaginale, c'est-à-dire entre le ventre et le scrotum.

Testicules.

Les *testicules* (de *testis*, témoin; témoin de la virilité) sont deux corps glanduleux, de forme ovoïde, logés dans le scrotum, séparés l'un de l'autre par la cloison du dartos, et suspendus par le cordon des vaisseaux spermatiques. On distingue en eux le corps et l'épididyme. Le *corps* du testicule est constitué par un tissu mou que paraît former une masse de filaments ténus, flexueux, entrelacés et repliés en tous sens, considérés comme autant de *conduits séminifères*, masse enveloppée d'une membrane propre, appelée *albuginée*, avec laquelle la tunique vaginale est en rapport.

Les conduits séminifères en se réunissant, donnent naissance à dix ou douze autres conduits plus apparents, lesquels s'abouchent pour constituer un conduit unique dont les replis forment l'*épididyme*. Cette partie du testicule se montre sous l'aspect d'un petit corps oblong, couché le long du bord supérieur de la glande, et dont l'extrémité inférieure se recourbe en haut et en arrière pour commencer le canal déférent et faire partie du cordon spermatique.

Canal déférent.

Le *canal déférent* naît de la queue de l'épididyme, remonte vers l'anneau inguinal, au milieu du cordon spermatique, s'engage dans cet anneau, et arrive dans la cavité abdominale. Là il abandonne les autres vaisseaux du cordon pour se porter en arrière, en bas et en dedans, sur les côtés de la vessie (Pl. XIX, fig. 1, n° 7). Arrivé à la partie inférieure de ce réservoir, il reçoit le canal de la vésicule séminale, que nous allons examiner bientôt, prend le nom de *canal éjaculateur*, pénètre dans la prostate et s'ouvre dans le canal de l'urètre. Ses parois sont résistantes et son calibre extrêmement étroit. — Il sert à conduire le sperme dans les vésicules.

Cordon spermatique.

Le testicule est soutenu par un cordon formé d'une artère, de veines, de vaisseaux lymphatiques, de nerfs et du canal déférent: c'est le *cordon spermatique*, qui se compose en outre d'un tissu cellulaire lâche, unissant ces vaisseaux, et d'une gaîne formée par la tunique fibreuse et le crémaster décrits ci-dessus (Pl. XIX, fig. 1, n° 5). Il pénètre dans l'abdomen par le canal inguinal, puis il s'éparpille, chaque vaisseau ou nerf remontant à sa source, ou allant à sa destination propre.

Vésicules séminales.

Les *vésicules séminales* sont deux petites poches membraneuses, réservoirs du sperme, placées entre le bas-fond de la vessie et le rectum, et séparées l'une de l'autre par les canaux déférents (Pl. XIX', fig. 1, n° 8). Conoïdes et allongées, elles présentent leur grosse extrémité en arrière et se rapprochent l'une de l'autre en avant. L'extrémité antérieure est effilée et donne naissance à un conduit très petit et court qui se joint au canal déférent. De leur union résulte un autre canal long d'un pouce, qui traverse la prostate de bas en haut et d'arrière en avant, adossé à son congénère, et qui vient s'ouvrir dans le commencement de l'urètre : c'est le *conduit éjaculateur*. Les vésicules séminales sont dues à une membrane extérieure, musculeuse, et à une muqueuse fine. Elles présentent dans leur intérieur des cellules remplies d'un suc visqueux, qui n'a point les caractères du sperme éjaculé. — Nous le répétons, elles servent à tenir la semence en dépôt.

Prostate et glandes de Cowper.

La *prostate* (de προστατης, Placé devant) est un corps charnu, glanduleux, du volume d'une noix, et d'une forme conoïde, situé derrière le col de la vessie, qu'il embrasse ainsi que l'origine de l'urètre, et au-devant du rectum (Pl. XIX, fig. 1, n° 9). Sa base ou grosse extrémité regarde en arrière, son sommet en avant. Son tissu, dur, friable et d'un blanc grisâtre, est formé d'un assemblage de granulations réunies en lobules, d'où naissent de petits conduits excréteurs qui s'ouvrent dans la partie postérieure et inférieure du canal de l'urètre. La prostate est traversée par les conduits éjaculateurs, comme il a été dit ci-dessus, et par l'urètre dans sa partie supérieure.

Deux petits corps glanduleux, gros comme un pois, placés audevant de la prostate, ont un conduit excréteur qui s'ouvre aussi dans l'urètre : ce sont les *glandes de Cowper*, dont le produit clair et visqueux lubrifie le canal de l'urètre avant l'éjaculation, pour rendre celle-ci plus facile.

Verge et urètre.

La *verge*, nommée *pénis*, *membre viril*, est une partie cylindroïde érectile et canaliculée, destinée à porter dans les organes de la femme le fluide fécondant (Pl. XIX, fig. 1, n° 11). Cet organe, situé au-dessous et au-devant de la symphyse du pubis, est très vasculaire et formé en grande partie d'un tissu spongieux et érectile qui fait que, suivant les circonstances, il est tantôt mou et pendant, tantôt raide, dur et redressé. Il offre à étudier les corps caverneux, le gland, le prépuce et l'urètre.

Corps caverneux. — Les dimensions de la verge sont presque entièrement déterminées par deux parties spongieuses qui, nées sur la face interne des tubérosités sciatiques, se réunissent sous la symphyse du pubis, étant séparées l'une de l'autre par une cloison médiane et par le canal de l'urètre. En avant, elles se terminent et se confondent dans le gland, que ne dépasse pas non plus la membrane fibreuse qui les enveloppe et qui forme leur cloison, et sous le bord inférieur de laquelle est couché le canal de l'urètre.

B. *Gland.* — C'est cette espèce de cône de tissu érectile qui termine la verge. Par sa base il embrasse l'extrémité antérieure des corps caverneux. Là il offre un rebord saillant et arrondi, connu sous le nom de *couronne*. Son extrémité antérieure ou sommet présente l'orifice de l'urètre. Sa surface est revêtue d'une membrane muqueuse. Il est habituellement couvert par le prépuce, ce qui entretient sa sensibilité.

Prépuce. — C'est ce prolongement des téguments de la verge qui sert d'enveloppe au gland. Grâce à sa mobilité, le gland peut être découvert dans les circonstances où sa sensibilité doit être mise en jeu, et recouvert dans les autres cas. Cette partie est quelquefois très allongée et son ouverture très étroite, ce qui oblige d'en amputer une portion, d'où son nom de (*præ*, au devant, et *putare*, couper). La face interne du prépuce est tapissée d'une muqueuse fine, qui se réfléchit sur le gland, et qui présente, derrière la couronne, des follicules particuliers sécrétant une humeur d'une odeur forte, qui rappelle celle du vieux fromage.

Urètre. — C'est un canal étendu du col de la vessie à l'extrémité du gland, servant à l'excrétion définitive de l'urine et du sperme. Il a une longueur de 9 à 12 pouces; sa direction offre deux courbures inverses dans l'état de mollesse de la verge (Pl. XIX, fig. 1, n° 10); dans l'état d'érection, il n'y en a qu'une qui embrasse par sa concavité la symphyse du pubis.

On distingue dans l'urètre trois portions : 1° La *portion prostatique*, longue d'un pouce et demi, est contenue dans l'épaisseur de la prostate. Elle offre intérieurement sur sa paroi inférieure une crête muqueuse sur les côtés de laquelle s'ouvre les conduits éjaculateurs, les conduits prostatiques et, plus en avant, ceux des glandes de Cowper. 2° La *portion membraneuse* répond au pubis en avant, et au rectum en arrière ; elle a moins d'un pouce de longueur : elle est concave par la paroi supérieure, convexe par l'inférieure. 3° La *portion spongieuse* est celle qui s'étend de l'angle de réunion des corps caverneux à l'extrémité de la verge. Elle est logée dans la gouttière des corps caverneux, et presque sous-cutanée inférieurement. Il existe une espèce d'évasement à son origine et à sa terminaison : le premier s'appelle *bulbe*, il est en rapport avec les glandes de Cowper ; le second, plus considérable, est connu sous le nom de *fosse naviculaire*. Une membrane muqueuse mince tapisse les parois dilatables du canal de l'urètre.

Nous avons parlé ailleurs de l'urètre de la femme.

Organes génitaux de la femme.

L'appareil génital de la femme, moins compliqué que celui de l'homme, bien qu'il ne soit pas simple non plus, se compose des organes suivants : 1° la vulve ; 2° le vagin ; 3° l'utérus ; 4° les ovaires et les trompes ; 5° les glandes mammaires, qui sont liées de fonctions avec eux.

Vulve.

On entend par *vulve* l'ensemble des parties extérieures de la génération chez la femme (Pl. XIX, fig. 2). Ces parties sont : 1° le *mont de Vénus* ou *pénil*, éminence située au-devant du pubis et couverte de poils ; 2° les *grandes lèvres*, deux replis membraneux commençant sur les côtés du mont de Vénus, et se réunissant, en bas et en arrière, à un pouce de l'anus : Ce point de réunion s'appelle *fourchette*, et l'espace qui le sépare de l'anus, *périnée* ; 3° le *clitoris* (de κλειτορίζειν, toucher souvent), petit tubercule allongé, de forme et de structures analogues à celles de la verge, susceptible d'érection, situé à la partie supérieure de la vulve ; 4° les *petites lèvres* ou *nymphes*, deux replis de la membrane muqueuse de la vulve, naissant sur les côtés du clitoris, et se perdant, en bas, sur la face interne des grandes lèvres; 5° l'*orifice de l'urètre*, situé au-dessous du clitoris; 6° enfin l'*entrée du vagin*, qui se voit au-dessous et en arrière de l'orifice urétral, entre les petites lèvres. Chez les vierges, cette ouverture est fermée par un repli de la membrane muqueuse vulvaire, appelé *membrane hymen*, mais incomplétement, afin de donner issue au sang menstruel. L'hymen n'existe plus chez les femmes déflorées; mais on voit ses débris, sortes de tubercules rougeâtres, connus sous le nom de *caroncules myrtiformes*.

Vagin.

Le *vagin* (de *vagina*, gaîne) est un cylindre membraneux, long de quatre à cinq pouces, étendu de la vulve à l'utérus, et obliquement dirigé de bas en haut et d'avant en arrière, dans la partie inférieure de l'excavation du sacrum, en avant du rectum et derrière le pubis et le col de la vessie (Pl. XIX, fig. 2, n° 5). Ce canal présente un diamètre plus grand en haut qu'en bas. Son extrémité supérieure embrasse le col de l'utérus, qui fait saillie dans sa cavité (n° 8). Ses parois sont formées, en haut, en arrière et en avant, par un tissu cellulo-vasculaire et du tissu spongieux; en bas, par une couche musculaire, appelée *muscle constricteur du vagin* : une membrane muqueuse, très ridée transversalement, tapisse toute la face interne. — Le vagin est destiné à recevoir le pénis dans la copulation et à donner issue au sang menstruel, ainsi qu'au fœtus dans l'accouchement.

Utérus ou matrice.

L'*utérus* (de υστερα, mère) est un organe creux, formé de tissu musculaire, destiné à recueillir le germe fécondé et à le loger jusqu'à son entier développement (Pl. XIX, fig. 2, n° 9). L'utérus a la forme d'une poire renversée et aplatie d'avant en arrière; il est situé dans le bassin, entre le rectum et la vessie, ayant une direction parallèle à celle de l'axe du détroit supérieur. On distingue en lui le corps et le col.

Le *corps* de l'utérus est convexe sur ses deux faces. Le bord supérieur, arrondi, est recouvert par l'intestin grêle; les bords latéraux donnent attache aux *ligaments larges*, dus à des replis péritonéaux qui fixent l'organe aux côtés du bassin.

Le *col* de l'utérus est embrassé par le vagin, et s'avance dans ce canal d'une longueur d'un pouce environ (n° 8). Cette saillie présente à son extrémité antérieure une fente transversale, appelée *museau de tanche*, qui est l'ouverture de la matrice.

Le corps et le col sont creusés d'une cavité très étroite que tapisse une membrane muqueuse très fine. A la partie supérieure et sur les côtés de la cavité utérine se présentent les orifices des trompes, dont il va être question. Outre les ligaments larges, ci-dessus mentionnés, la matrice possède les *ligaments ronds*, deux cordes blanchâtres nées de ses bords et se dirigeant au canal inguinal pour le traverser et s'épanouir dans le tissu des aines, du mont de Vénus et des grandes lèvres. Tous ces ligaments sont formés par le péritoine et servent à maintenir l'organe dans sa position. Le tissu de l'utérus est composé de fibres musculaires longitudinales, obliques et circulaires très serrées. Il est essentiellement contractile.

Ovaires et trompes de Fallope.

Les *ovaires* sont deux corps oblongs rugueux et ridés à leur surface, ayant la grosseur d'une fève de marais, placés un de chaque côté de l'utérus et se fixant à cet organe par leur extrémité interne, par l'externe recevant l'insertion de l'une des franges du pavillon de la trompe (Pl. XIX, fig. 2, n° 11). Leur parenchyme, mou, présente des cellules dans lesquelles sont logées de petites vésicules, dues à une pellicule fine contenant un liquide jaunâtre, visqueux. Ces *vésicules ovariques*, comme on les appelle, deviennent, chez la fille pubère, des ovules qui contiennent le germe. Une enveloppe fibreuse entoure l'ovaire et lui sert de coque et de lien de solidité.

Les *trompes de Fallope* sont deux conduits de quatre à cinq pouces de longueur, qui naissent de la partie latérale et supérieure de la matrice et vont transversalement vers les côtés du détroit supérieur du bassin. Là leur extrémité est évasée et découpée, libre et flottante, excepté dans un point qui tient à l'ovaire par une dentelure : C'est ce qu'on appelle le *pavillon* de la trompe. Les trompes, dont le diamètre est très petit, sont situées dans la duplicature des ligaments larges.—Elles ont pour usage de transmettre à l'ovaire le fluide fécondant, et de conduire à l'utérus l'ovule vivifié.

Mamelles.

Les *mamelles* sont deux glandes placées sur les parties antérieures et latérales de la poitrine. Rudimentaires chez l'homme et la jeune fille, elles se développent chez celle-ci à l'âge de puberté. Leur tissu est composé de granulations, formant des lobules qui donnent lieu à des lobes unis entre eux par du tissu cellulaire. Des granulations, naissent les *conduits lactifères*, dont les troncs gagnent le centre de la glande, viennent traverser le mamelon, et s'ouvrent à son extrémité, au nombre d'une douzaine environ.

Le *mamelon* est cette petite éminence conoïde qui s'élève au centre de la mamelle et qui est traversée par les *canaux galactophores*. Ce petit organe est érectile ; il a un aspect rugueux dû aux follicules nombreux que présente son tégument externe, lequel offre à sa base un disque coloré, appelé *auréole* du mamelon.

La glande mammaire est enveloppée d'une membrane fibreuse qui envoie des cloisons dans son intérieur ; elle est entourée d'une atmosphère de tissu cellulaire qui en impose lorsqu'il s'agit d'estimer le volume réel de l'organe. La peau qui la recouvre est fine et sillonnée de veines bleuâtres chez les femmes qui nourrissent.

PRÉCIS D'ANATOMIE

DES FORMES EXTÉRIEURES.

Pour reproduire dans toute sa perfection la nature humaine par le crayon, le pinceau ou le burin, il faut s'appliquer à rendre aussi exactement que possible les formes extérieures et l'expression des traits. Il a beau être esclave des lignes, des proportions, des saillies et des dépressions, s'il ne sait communiquer le mouvement et la vie, l'artiste ne fait qu'une œuvre froide, inanimée, qui ne produit aucune sensation ; ou bien cette sensation devient pénible si à la vérité de l'expression et du coloris ne s'ajoutent l'harmonie des formes et le fin du modelé.

Le génie de l'artiste se révèle surtout dans la composition, c'est-à-dire dans l'arrangement, l'harmonie des diverses parties d'un tableau, ou d'un groupe de marbre, dans l'attitude qu'il prête aux personnages suivant leur caractère et leur rôle, et dans le coloris. Mais à cet égard, les règles et les leçons sont presque inutiles, attendu que, tout dépendant de la manière de voir et de sentir, du jugement et de l'imagination, l'on ne peut communiquer ni l'un ni l'autre à celui qui n'a pas reçu ces dons de la nature. C'est à cause de cela que plusieurs peintres d'un talent réel ne peuvent traiter le même sujet avec un égal succès, que le mérite de leurs œuvres est souvent très différent, chacun obéissant à sa tournure d'esprit, composant d'après son sentiment, et disposant les teintes suivant celles qu'il croit voir dans la nature.

Il n'en est pas de même quand il s'agit de copier, de reproduire les formes dans ce qu'elles ont de palpable, de matériel. Comme tout peut être touché du doigt, mesuré, calculé, le dessin n'est plus qu'une sorte de géométrie dont l'étude, accessible à tout le monde, a ses règles, ses lois invariables. Ce sont ces règles qu'ont voulu poser tous ceux qui ont fait ou écrit des cours d'anatomie artistique; ce sont elles aussi que nous nous proposons de résumer dans cet exposé succinct. Nous serons court, en effet, par la raison que nous venons de décrire tous les organes, et qu'à celui qui a étudié l'anatomie d'une manière complète, méthodique, classique, un traité des formes n'est qu'un double emploi, une répétition monotone.

Si la connaissance de l'anatomie est nécessaire lorsqu'on veut reproduire l'image de l'homme, l'étude de la physiologie ne l'est guère moins, car pour rendre l'expression des sentiments, il faut comprendre le jeu des muscles qui obéissent aux diverses passions; car, pour représenter les attributs des diverses constitutions physiques, il faut avoir étudié les tempéraments; car, pour exprimer le mouvement, la vie, encore une fois, il faut être initié aux secrets du mécanisme du corps humain (1).

Nous bornant à l'exposition des règles générales qui doivent guider les artistes, nous diviserons ce travail de la manière suivante : 1° esquisse générale et proportions du corps; 2° formes de la tête; 3° formes du cou; 4° formes du tronc; 5° formes des membres; 6° surface externe de la peau.

ESQUISSE GÉNÉRALE ET PROPORTIONS.

De tout temps on a essayé de renfermer le corps dans des figures

(1) Si les artistes sont frappés de cette vérité, nous leur conseillons de lire l'*Anthropologie*, parce que, dans cet ouvrage, l'Anatomie et la Physiologie sont faites l'une pour l'autre, s'éclairant l'une par l'autre; de même que l'Hygiène et la Pathologie, qui les suivent, en reçoivent les plus vives lumières.

géométriques. Cette pratique est mauvaise parce qu'elle fait prendre des habitudes routinières aux élèves, qui croient pouvoir remplacer l'étude raisonnée de la nature par l'usage de la règle et du compas. Ce qu'il y a de plus général à dire à cet égard et qui distingue l'homme de la femme, c'est que si l'on trace la figure de leur corps entre deux lignes parallèles, le bassin et les épaules du premier y sont compris, tandis que le bassin de la seconde déborde un peu et que ses épaules rentrent.

Quelques lignes flexueuses très simples peuvent rappeler la forme du corps humain vu de face. Ainsi la tête peut être figurée par un ovoïde à grosse extrémité supérieure. Deux lignes qui se portent en bas et en dehors dessineront le cou, dont la forme ne sera plus douteuse si l'on tire de haut en bas et de dehors en dedans deux autres lignes rappelant les saillies des muscles sterno-cleïdo mastoïdiens. Le tronc peut être circonscrit par deux lignes plus grandes qui, partant des aisselles, se dirigent de haut en bas, d'abord obliquement de dehors en dedans, puis en sens contraire jusqu'aux crètes iliaques. Pour le membre supérieur, il suffit de deux lignes qui, presque parallèles en haut, s'écartent au-dessous du coude pour simuler le renflement de l'avant-bras, se rapprochent ensuite vers le poignet et s'écartent de nouveau afin de former la main. Quant au membre inférieur, la cuisse représente une espèce de cône renversé; un léger renflement dessine l'extrémité articulaire des os; puis les deux lignes, après s'être rapprochées, s'écartent de nouveau pour circonscrire le mollet, puis se rapprochent encore jusque vers les malléoles, où elles dessinent encore un renflement léger pour contourner le pied.

Vue de profil et de dos, la silhouette de l'homme est tout aussi simple. Mais il est inutile de nous y arrêter, car il n'est pas un élève qui ne puisse la dessiner sans peine d'après le modèle.

L'étude des proportions est la chose la plus importante. Plusieurs auteurs les ont déterminées avec une exactitude plus ou moins rigoureuse, mais les règles posées par Jean Cousin (1) sont celles que l'on suit généralement dans les écoles et qui méritent la préférence.

Pour mesurer, il faut un terme de comparaison. Ce terme varie : c'est la *tête*, pour estimer la hauteur du corps et la longueur des

(1) L'art de desseigner de maistre Jean Cousin ; Paris, achevé d'imprimer le 25 avril 1685.

membres; c'est la longueur du nez ou la *partie*, pour indiquer les proportions des différentes régions.

Ceci convenu, voici les mesures du corps de haut en bas :

Le corps a pour longueur totale	8 têtes.
De la partie inférieure du menton aux mamelons	1
Du mamelon au nombril	1
Du nombril aux parties génitales	1
Des parties génitales à la partie moyenne de la cuisse	1
Du milieu de la cuisse au genou	1
Du genou au-dessous du mollet	1
De dessous le mollet au talon	1

Longueur et mesures du tronc en avant :

Des épaules aux parties génitales	3 têtes.
Des épaules au mamelon.	1
Du mamelon au nombril	1
Du nombril aux parties génitales	1
D'une épaule à l'autre	2
D'un trochanter à l'autre	2 1/2

Longueur et mesures des membres.

De l'extrémité du doigt médius d'une main à la même extrémité de la main opposée, lorsque les bras sont étendus.	8 têtes.
De l'articulation de l'épaule à celle du poignet	2
Du poignet à l'extrémité du médius	1
Des parties génitales à la plante du pied	4

Mesures de la tête : Elle se divise en parties ou longueur de nez.

Du sommet de la tête à la racine des cheveux	1 partie.
De la naissance des cheveux à la racine du nez	1
De la racine du nez à la partie inférieure du menton.	1

Mesures du poignet et de la main.

Du poignet à l'extrémité des phalanges	4 parties.
Le poignet seul	1
La main et les phalanges	3

Le pouce se termine au niveau de la partie moyenne de la première phalange de l'indicateur.

L'indicateur se termine au niveau de la partie moyenne de la dernière phalange du médius.

L'annulaire se termine au niveau du tiers supérieur de cette même phalange.

L'auriculaire s'étend jusqu'à la dernière articulation de l'annulaire.

Mesures du pied.

Longueur totale du pied	4 parties.

Le petit orteil prend naissance au dernier tiers de la troisième partie, et ne dépasse pas la moitié de la phalange du gros orteil.

Les orteils suivants augmentent progressivement de la longueur de l'ongle.

On divise encore le pied en trois parties égales chacune au diamètre du bas de la jambe.

Mesures de longueur et d'épaisseur.

La ligne qui passe devant les yeux est divisée en cinq parties dont les yeux occupent la deuxième et la quatrième, et le nez la troisième.

Sur le milieu de la troisième ligne qui partage la hauteur de la face, le nez occupe un espace égal à la largeur de l'œil.

La bouche a un œil et demi de largeur.

L'oreille s'étend de la ligne des yeux jusqu'à celle du nez. Sa largeur n'est que la moitié de sa longueur.

Le cou, au niveau de la ligne du nez, a une demi-tête ou deux parties de largeur ; tout à fait en bas, il est deux fois aussi large.

D'une épaule à l'autre	4 parties.

Le corps étant vu de profil.

De l'épaule au niveau du mamelon	5 parties.
Au niveau du nombril	4
Au-dessous de la fesse	4 1/2

Le membre supérieur a en largeur :

Au niveau du coude en avant	1/3 de tête.
Au poignet	1 partie.
A l'articulation	3/4 de part.

Le membre inférieur offre transversalement :

A la hauteur des parties génitales	3 parties.
Au milieu du membre	2 2/3
Au genou	1 3/4
A la hauteur du mollet	2 1/4
Sous le mollet	1 3/4
Au-dessous de la cheville	1

Chez la femme quelques différences existent :

Longueur totale du corps	8 têtes moins 1 partie.
D'une épaule à l'autre	6 parties.
A la ceinture.	5
D'une hanche à l'autre	8

Chez l'enfant on trouve

Longueur totale :	de 3 à 4 ans	5 1/2 têtes.
	de 8 à 9 ans	6
	de 12 à 15 ans	6 1/2
	de 15 à 17 ans	7

Chez l'enfant de trois ans environ la hauteur totale est donc de 5 têtes, dont

Du sommet de la tête aux parties génitales 3

Du mamelon au nombril 3 parties et demie de la tête

Du nombril au pli inférieur du ventre 1/2 tête

Le pied mesure la distance qui sépare la naissance des cheveux de la bouche.

Longueur de la main 2 parties et demie de la tête.

Diamètre des épaules	1 tête.
Diamètre de la ceinture	1
Diamètre des hanches	1

Telles sont les proportions établies par Jean Cousin. Si on ne les trouve pas toujours d'une exactitude irréprochable, c'est que la nature est capricieuse, que les individus présentent des variations nombreuses. Nous passons sous silence les systèmes métriques de MM. Gerdy et de Montabert, parce que, malgré leur mérite incontestable, celui que nous venons d'exposer est le plus simple et le plus commode.

FORMES EXTÉRIEURES DE LA TÊTE.

Après avoir décrit les os et les muscles, avoir indiqué leurs formes, usages, directions, attaches, etc., nous étendre ici sur la description des saillies et dépressions dues à ces parties, ce serait évidemment tomber dans de fastidieuses répétitions. Laissant à d'autres ce travail, que nous croyons inutile aussi bien avant qu'après l'étude à laquelle nous nous sommes livré, nous croyons devoir nous borner à un résumé rapide qui rappelle les particularités anatomiques que les artistes doivent s'appliquer à rendre, sans exagération comme sans oubli.

Nous considérerons d'abord la tête; et dans elle successivement le front, les yeux, le nez, la bouche, le menton, les joues.

Le *front* varie beaucoup en hauteur et en largeur; mais dans la belle nature il a de larges proportions, indiquées plus haut. Sa surface est plus ou moins plane ou bombée, offre de légères bosses au-dessus des orbites (bosses frontales). Les sourcils forment deux arcades qui dépassent en dehors les arcades orbitaires; une dépression aboutissant à la racine du nez les sépare. Les parties latérales du front sont constituées par les tempes, que limite en haut la ligne courbe du temporal, ligne très prononcée près de l'orbite et qui se dessine en sillon lorsque le muscle temporal est volumineux et surtout qu'il se contracte fortement. La peau du front est mobile, car elle adhère au muscle frontal qui, en se contractant, lui imprime des rides transversales, rendues permanentes dans l'âge avancé. On remarque aussi dans certaines circonstances où les passions agissent, des rides perpendiculaires dues au froncement vertical de la peau par les muscles orbiculaires des paupières qui rapprochent les sourcils au-dessus de la racine du nez.

Le *nez* est cette espèce de pyramide dont le sommet se perd au-dessous de la dépression frontale, où existent fréquemment deux rides, et dont la base regarde en bas, étant inclinée généralement plus à droite qu'à gauche, sans doute à cause de l'habitude que l'on a de se moucher avec la main droite. Le lobe ou extrémité inférieure, plus ou moins pointue, arrondie ou tronquée, paraît divisée en deux lobules correspondant aux deux cartilages. Les deux ouvertures sont dirigées d'avant en arrière et de dedans en dehors; et comme la cloison qui les sépare descend plus bas que les ailes, elles regardent un peu en dehors. Le nez doit être la quatrième partie de la tête, comme nous l'avons dit. Le dos de cet organe a une épaisseur et une direction variables suivant les sujets. Les côtés sont triangulaires et se confondent avec les joues en formant deux plans dont l'inclinaison varie.

L'ouverture de la *bouche* est circonscrite par les lèvres, dont l'épaisseur est variable suivant les sujets, et qui s'adaptent exactement l'une contre l'autre. La supérieure présente à sa partie moyenne une sorte de gouttière dont les bords saillants aboutissent à la cloison nasale; l'inférieure en présente une aussi qui se perd dans la gouttière transversale du menton. Lorsque la bouche est fermée, il existe entre les lèvres un sillon flexueux, plus ou moins profond suivant l'épaisseur de ces voiles, sillon à direction horizontale, et dont les extrémités se relèvent ou s'abaissent chez quelques sujets. La lèvre supérieure dépasse le plus souvent l'inférieure et la recouvre en avant. Du reste, chacun connaît l'extrême mobilité de ces parties, qui sont, après les yeux, le second miroir de l'âme. Les muscles orbiculaires, zygomatiques, triangulaires, du menton, etc., obéissent aux impressions morales qui se reflètent sur la bouche.

Le *menton* rappellerait fidèlement les formes osseuses, s'il n'était modifié par du tissu cellulaire dense et quelques muscles peu prononcés. Un sillon transversal, dû à la résistance du tissu cellulaire placé entre la peau et l'os dans ce point, le sépare de la lèvre inférieure. C'est encore à la présence d'un tissu pareil qu'est due la fossette qu'on remarque au milieu de cette partie chez les personnes un peu grasses.

L'œil est situé au centre d'une cavité osseuse presque quadrilatère, mais ayant la forme d'un ovoïde sur le vivant. Le bord supérieur de l'*orbite* est plus saillant que l'inférieur. L'œil est encadré par les paupières qui le recouvrent en partie, et dont la supérieure dessine une courbe gracieuse accusée par un pli dû au froncement des tissus. La paupière inférieure est moins longue et s'allonge fort peu;

elle présente souvent une gouttière prononcée qui dessine le bord orbitaire et qui devient surtout manifeste à la suite d'excès de plaisir et de fatigue. A l'angle palpébral externe se dessinent, surtout chez les sujets âgés, des plis ou rides qui se perdent en divergeant sur la tempe, ce que l'on désigne par l'expression de *patte d'oie*.

Quant aux *yeux*, nous ne pouvons que renvoyer à la description de leurs différentes parties et des muscles qui les font mouvoir. Faisons remarquer, toutefois, que leur position est telle, qu'une ligne droite, menée par la partie moyenne des commissures palpébrales internes, ne coupe pas les angles externes, mais passe un peu au-dessous : en d'autres termes, les angles externes des paupières sont un peu plus élevés que les internes.

Les *joues* offrent chez les sujets d'un embonpoint médiocre des contours gracieux, un modelé qui embellit la physionomie. On doit remarquer les choses suivantes : la saillie formée par l'os de la pommette; le léger creux qui existe au-dessous, lequel est très prononcé chez les sujets maigres; plus bas et sur le côté, une surface plane qui creuse chez le vieillard privé de dents; plus en arrière se présente le méplat du muscle masséter, qui se dessine en relief lorsqu'il se contracte. Au-dessus de ce plan est la saillie formée par l'arcade zygomatique, laquelle se dessine fortement, comme la pommette, chez les sujets maigres, phthisiques. On remarque divers sillons sur la joue, presque nuls dans l'âge tendre, mais se caractérisant de plus en plus au fur et à mesure qu'on avance dans la vie. Ils correspondent à des intervalles musculaires. Le plus constant est celui qui correspond au bord antérieur du muscle élévateur commun de l'aile du nez et de la lèvre supérieure.

L'*oreille* ne mérite pas que nous nous y arrêtions : c'est une partie immobile qu'il faut dessiner comme tout autre objet. Derrière son pavillon, il ne faut pas oublier l'apophyse mastoïde, dont le sommet est presque effacé par l'insertion du muscle cléido-mastoïdien. Entre elle et la branche ascendante de l'os maxillaire inférieur, on voit une dépression, sorte de gouttière prononcée, surtout chez les sujets maigres, et que limite en arrière le muscle sterno-mastoïdien.

Les mouvements de la face sont extrêmement nombreux. La physionomie leur doit toutes ses expressions si diverses et si mobiles; mais on conçoit que leur étude nous entraînerait trop loin; d'ailleurs elle appartient à la physiologie plutôt qu'à l'anatomie. (Voir la physiognomonie et le système de Lavater dans l'anthropologie.)

Nous n'avons pas parlé du *crâne*, parce que nous n'aurions pu que répéter mot pour mot ce que nous en avons dit page 10. Si l'artiste croyait devoir s'attacher à rendre les faibles nuances que présente sa forme suivant le caractère dominant de l'individu, nous le renverrions au système de Gall, qui est exposé tout au long dans l'ouvrage que nous venons de citer.

FORMES EXTÉRIEURES DU COU.

Le *cou*, vu par sa face antérieure, présente sur la ligne médiane la saillie du cartilage thyroïde (pomme d'Adam), qui est bien moins apparente chez la femme que chez l'homme. Plus bas existe un léger renflement produit par le corps thyroïde, qui acquiert quelquefois un développement morbide considérable (gros cou, grosse gorge). Tout-à-fait inférieurement, est un creux (fosse sus-sternale) quelquefois insensible, dans d'autres cas plus prononcé, surtout chez les sujets maigres, creux, que forment les saillies des faisceaux antérieurs des deux muscles sterno-mastoïdiens, l'enfoncement de la trachée-artère et la position avancée du sternum. Les sterno-mastoïdiens se dessinent vigoureusement sur la peau en figurant un V. Ils limitent la partie antérieure du cou. En dehors ou sur le côté, est une sorte de dépression triangulaire comprise entre les deux faisceaux du muscle, c'est-à-dire entre le faisceau sterno-mastoïdien.

» En arrière et sur le côté, le cou présente deux grandes et belles lignes courbes qui réunissent harmonieusement la tête à la poitrine. Elles sont formées par les bords arrondis et contournés des trapèzes. En haut et sur la ligne médiane on distingue la dépression occipitale ou fossette de la nuque, presque toujours cachée par les cheveux et due à l'écartement des deux muscles grands-complexes. En se rapprochant, ces muscles produisent une surface arrondie à laquelle succède le méplat cervico-dorsal de l'aponévrose ovoïde des trapèzes. L'apophyse épineuse de la septième vertèbre proémine sur ce méplat. Les parties latérales triangulaires et à surfaces arrondies vont se confondre avec les côtés du cou et correspondent aux muscles grands-complexus, dont les saillies se font sentir à travers les fibres minces des trapèzes. »

Les formes du cou sont modifiées nécessairement par les mouvements qu'exécute la partie.

Dans l'extension, c'est-à-dire lorsque l'occiput s'incline en arrière, la peau et les muscles de la partie antérieure se tendent, et le larynx forme une saillie prononcée qui fait paraître encore plus creuse la fosse sus-sternale. Le méplat triangulaire qui sépare les deux faisceaux du sterno-cléido-mastoïdien est lui-même plus apparent, par la raison que ces faisceaux, tendus alors, soulèvent la peau. Au contraire, les muscles de la partie postérieure du cou, raccourcis par la contraction, se plissent et font faire des rides transversales aux téguments.

Dans la flexion en avant, la saillie du cartilage thyroïde tend à s'effacer; la peau de la partie antérieure forme des plis transversaux; elle semble se gonfler parce qu'elle est soulevée par les muscles sterno-mastoïdiens, qui se contractent et grossissent par conséquent. Nous ferons remarquer toutefois, que ces muscles ne se dessinent fortement que quand un obstacle s'oppose à leur flexion, comme par exemple quand il s'agit de fléchir la tête lorsqu'on est couché sur le dos, car, dans la position verticale, la tête ayant son centre de gravité en deçà du point d'appui, elle tend naturellement à s'incliner en avant. La contraction des muscles antérieurs du cou, des cléido-mastoïdiens notamment, rend plus marquées les fossettes sus-claviculaire et sus-sternale. Quant à la partie postérieure, la peau y est tendue, et la saillie des apophyses épineuses cervicales, de la septième surtout, se montre très accentuée.

Dans la flexion latérale, les téguments du cou se plissent du côté où a lieu l'inclinaison, et ils se distendent de l'autre côté.

Il est facile de concevoir, et il faut en tenir compte, que les plis de la peau dissimulent très souvent l'augmentation de volume des muscles contractés, tandis que les muscles distendus du côté opposé font, sous la peau également tendue, des saillies comme s'ils se raidissaient.

FORMES EXTÉRIEURES DU TRONC.

Le tronc se compose, comme nous savons, de la poitrine, du ventre et du bassin. Envisagé dans l'ensemble et de face, il présente : En haut les clavicules, dont les deux tiers internes sont convexes en devant et le tiers externe concave. Les deux extrémités de ces os ne sont pas sur le même plan, car l'externe est un peu plus élevée

9

que l'interne ; celle-ci fait une saillie en s'articulant avec le sternum. Nous avons signalé déjà la dépression sus-claviculaire, qui est comblée par du tissu cellulaire chez les sujets doués d'embonpoint, mais profonde chez ceux qui sont amaigris. — Au milieu de la région antérieure du thorax, se dessine de haut en bas le sillon correspondant au sternum, lequel s'étend de la fossette sus-sternale jusqu'au creux de l'estomac. C'est une espèce de gouttière d'autant plus appréciable que les muscles grands pectoraux sont plus volumineux et se dessinent davantage en relief. — Le creux de l'estomac correspond à la limite qui sépare le thorax de l'abdomen. Il se dessine en arcade, comme les cartilages costaux, dont la saillie est plus ou moins apparente sous la peau. — Enfin au dessous et au milieu commence vaguement un autre sillon qui suit l'intervalle des muscles droits. Ces muscles sont plus ou moins accentués, suivant les sujets et l'état de maigreur ou d'embonpoint ; dans le premier cas on peut distinguer jusqu'à leurs intersections aponévrotiques, auxquelles correspondent en effet de légères dépressions, transversales comme elles. Sur leur côté externe, existe encore un sillon indiquant leur séparation du grand oblique. Tout à l'heure nous indiquerons les limites inférieures.

La région postérieure du tronc présente plusieurs plans importants. D'abord, sur la ligne médiane, l'épine dorsale ou rachidienne, qui est saillante chez les individus maigres, et au contraire comme rentrée chez ceux qui possèdent de l'embonpoint et surtout des muscles développés. Les sacro-lombaires étant d'autant plus volumineux qu'on les examine plus inférieurement, c'est en bas, conséquemment, que la gouttière dans laquelle semble s'enfoncer l'épine lombaire est plus prononcée. — Remarquez ensuite le plan formé par les trapèzes. Chacun de ces muscles figure un triangle irrégulier : le bord interne ou spinal de ce triangle donne lieu à une dépression, à cause de son insertion aponévrotique et parce que le tissu cellulaire est dense et peu abondant entre la peau et les aponévroses ; le bord supérieur, étendu de l'occiput au moignon de l'épaule, limite gracieusement le côté externe du cou ; l'inférieur se dirige de l'extrémité postérieure de la crête de l'omoplate jusqu'à l'apophyse épineuse de la 12e vertèbre dorsale. Au niveau de la crête de l'omoplate, au point d'insertion du trapèze et du deltoïde, existe une dépression quand ces muscles se contractent ou font saillie, attendu que leurs insertions sont aponévrotiques. — Plus bas, au dessous du plan des trapèzes, qui, comme l'on peut voir, réunit le cou au torse, le grand dorsal forme un autre plan, aussi très grand et triangulaire, à surface convexe de dedans en dehors. Souvent on en saisit les limites sur le vivant. Sans vouloir décrire de nouveau ce muscle important, nous signalerons l'aponévrose lombaire, dont il naît, qui forme, avec celle du côté opposé, un plan losangique sous lequel les sacro-lombaires bombent d'une manière sensible. La surface du grand dorsal est, chez les sujets maigres, accidentée par les saillies des côtes et les dépressions intercostales. — Au niveau de l'angle inférieur de l'omoplate, il existe une saillie, due tout à la fois à cet angle osseux, à la portion du grand dorsal qui le recouvre, au trapèze et au rhomboïde qui viennent s'y insérer. — Un peu au-dessus et en dehors, le muscle sous-épineux n'est recouvert que par la peau, et là existe un espace triangulaire, limité par le deltoïde en dehors, le trapèze en dedans et le grand dorsal en bas, espace auquel correspond un méplat plus ou moins sensible. — Enfin, plus haut encore et en dehors, est le relief considérable formé par le deltoïde.

La région latérale du tronc s'étend du creux de l'aisselle à la ligne formée par la crête iliaque. — Le creux de l'aisselle est caché par le bras qui reste pendant; mais quand ce membre s'élève, il devient apparent. Il est vigoureusement dessiné, dans l'extension forcée du bras, par le bord inférieur du grand pectoral en avant, par le grand dorsal et les grand et petit ronds en arrière ; il a pour limite en dedans la paroi latérale du thorax. Les muscles que nous venons de nommer forment, à l'aisselle, deux bords arrondis et volumineux, parce que leurs fibres, celles du grand dorsal et du grand pectoral du moins, convergent et se rassemblent pour aller s'insérer à la partie supérieure de l'humérus. — Ces deux vastes muscles limitent un espace creux dont le fond est bombé, où l'on distingue les saillies et dépressions intercostales, et les éminences musculaires des digitations du grand dentelé entrecroisées avec celles du grand oblique, qui sont bien moins prononcées toutefois. — Un peu plus bas se dessine le sillon costo-abdominal ou le bord des cartilages costaux; au-dessous encore, le muscle grand oblique forme une surface convexe limitée inférieurement par le sillon de la crête iliaque, laquelle crête est très saillante chez les individus amaigris, et au contraire comme rentrée chez les athlètes.

Telles sont les principales choses à remarquer sur les surfaces antérieure, postérieure et latérale du tronc. Cette grosse portion du corps est limitée en bas, d'une manière très nette, par les plis des aines en avant, les sillons iliaques sur les côtés, et en arrière par les bords inférieurs du losange aponévrotique des sacro-lombaires, dont il a été parlé plus haut.

Maintenant examinons les modifications de formes du tronc dans les mouvements et les attitudes.—Dans la flexion en avant, le ventre semble se diviser en deux parties par un pli transversal qui se forme un peu au-dessous de l'arc des fausses côtes; les plans des grands pectoraux sont très accusés; les muscles droits se modèlent bien, à moins que le sujet ne soit obèse; les digitations du grand oblique sont plus sensibles et le pli de l'aine est plus marqué : notons que les accentuations sont surtout évidentes lorsqu'il y a une résistance à vaincre. A la partie postérieure, l'épine dorsale forme nécessairement une saillie plus forte, et la gouttière lombaire s'efface. Les omoplates proéminent également; mais les trapèzes et les grands dorsaux s'appliquent exactement sur les parties sous-jacentes.

L'extension ou le renversement du tronc en arrière est très bornée, à cause de la disposition particulière des apophyses épineuses dorsales qui appuient les unes sur les autres pour ainsi dire. Dans cette attitude, la colonne vertébrale se dresse, sa convexité diminue, mais sa concavité augmente aux lombes. La gouttière épinière se prononce davantage, non seulement à cause du redressement du tronc, mais encore parce que les muscles du dos et des lombes bombent en se contractant. Les angles de l'omoplate, si visibles dans la flexion du tronc, s'effacent aussi dans l'extension. Est-il besoin d'ajouter que les muscles et la peau de la partie antérieure se tendent, que l'arcade des fausses côtés se dessine plus nettement et que l'on distingue mieux les digitations entrecroisées du grand dentelé et du grand oblique.

Il est facile de saisir les modifications de formes dues à la flexion latérale. Du côté où a lieu le mouvement, les muscles se prononcent davantage : le grand oblique surtout se dessine fortement parce qu'il agit le plus, mais souvent sa saillie est dissimulée sous les plis de la peau. Les muscles et téguments du côté opposé s'aplatissent et s'étendent passivement; mais dès qu'il s'agit de redresser le tronc ils font un peu relief en se contractant, et cet effet est d'autant plus marqué qu'il y a plus de résistance à vaincre.

FORMES EXTÉRIEURES DES MEMBRES SUPÉRIEURS.

Le membre supérieur commence à l'épaule. — Voici les principales remarques à faire, car les petits détails doivent être étudiés sur nature, sans pouvoir être décrits dans les livres d'une manière utile.

On remarque d'abord l'éminence formée par l'extrémité de la clavicule et de l'acromion, puis le relief très prononcé du deltoïde : ce muscle deltoïde ne fait saillie qu'après une dépression qui correspond à ses insertions aponévrotiques supérieures; quant à son insertion inférieure, nous savons où elle a lieu, et nous remarquons que l'angle deltoïdien est bien accentué chez les sujets musculeux, athlétiques. On voit, en avant, la ligne formée par le bord antérieur du deltoïde; plus bas, la saillie ovalaire du biceps, laquelle se termine au pli du coude par une dépression qui se perd et s'enfonce dans l'intervalle des muscles de l'avant-bras. Il résulte de là que le bras, vu de face, donne la figure d'une flèche : la tige et l'angle rentrant correspondent au biceps; les bords du fer de lance, aux masses musculaires de l'avant-bras, attachées aux tubérosités externe et interne de l'humérus, et la pointe à l'articulation du poignet.

A l'avant-bras, les masses musculaires forment donc deux reliefs oblonds et ovalaires, dont le volume diminue et qui semblent se confondre en approchant du poignet. Entre elles existe un méplat où se dessine, en bas, le tendon du grand palmaire en dehors, celui du petit palmaire en dedans, au milieu, mais moins visiblement, celui du fléchisseur commun superficiel. C'est au côté externe du premier de ces tendons qu'on sent battre l'artère radiale et qu'on tâte le pouls. — Le poignet succède au bras, la main au poignet, etc.; mais devons-nous signaler les particularités nombreuses qu'offrent ces parties, et ne vaut-il pas mieux étudier l'Anatomie descriptive ou l'Homme en lui-même? Rappelons d'ailleurs que ceci n'est qu'un article complémentaire, et dont l'importance est bien loin de celle des descriptions spéciales aux divers organes. — Les veines qui sillonnent la face antérieure de l'avant-bras offrent généralement la disposition qu'elles présentent dans la planche XVII, sauf qu'elles sont moins exagérées sur nature.

A la partie postérieure du bras, le muscle triceps forme une saillie allongée depuis le bord postérieur du deltoïde jusqu'à la partie moyenne du membre, où il se convertit en un plan prolongé qui embrasse l'apophyse olécrâne, laquelle offre une éminence anguleuse quand l'avant-bras est fléchi, et s'efface, fait même place à une petite fossette chez les sujets potelés, quand ce membre s'étend. — Nous n'essaierons pas de décrire les sillons et les saillies qu'on peut distinguer à la partie postérieure de l'avant-bras chez les individus très musclés : encore une fois cela serait nécessairement obscur pour ceux qui ignorent l'anatomie, et offrirait peu d'avantages à ceux qui ont fait une étude spéciale de l'ostéologie et de la myologie.

Pour ces derniers, les changements de forme produits par les mouvements du membre supérieur seront encore très compréhensibles ; ils se les expliqueront aisément en se rappelant la forme, les attaches et les usages de tels et tels muscles. Ainsi ils sauront que dans l'extension latérale ou l'abduction du bras, l'épaule doit s'élever, et partant, que la portion supérieure du trapèze, le sus-épineux, le deltoïde, etc., doivent faire saillie. Dans ce mouvement encore, les bords de l'aisselle, constitués par le faisceau supérieur du grand pectoral et celui du grand dentelé, sont très marqués, et dans le creux axillaire s'accusent les digitations du grand dentelé. Tous ses muscles se modèlent d'une manière d'autant plus prononcée qu'ils se contractent avec plus de force. Mais alors, comme dans tous les efforts d'ailleurs, de nouveaux changements s'opèrent du côté des vaisseaux veineux, qui se gonflent, se gorgent de sang et apparaissent bleuâtres sous la peau. Il ne suffit pas que l'artiste constate ce fait, il doit surtout s'en rendre compte, parce que sans la connaissance de ce phénomène et d'une foule d'autres, il ne sait qu'être un copiste froid et routinier. C'est à la Physiologie qu'il faut demander l'explication des actions vitales, tant internes qu'externes, qui modifient la couleur de la peau, la forme des parties, l'expression des traits, parce qu'elle les analyse, puis les rassemble synthétiquement pour constituer l'être sentant, pensant et agissant. Aussi bien répétons-nous (c'est notre conviction profonde !) que notre *Anthropologie* est indispensable à ceux qui veulent comprendre l'homme et le suivre dans les diverses phases de son existence.

Aux auteurs d'Anatomies purement artistiques, nous abandonnons le soin inutile de décrire tous les changements opérés par l'abaissement, l'extension, la rotation du bras ; par la flexion, l'extension, la supination et la pronation de l'avant-bras, etc. Elèves ou artistes, commencez par étudier sérieusement les os, les muscles, le tissu cellulaire, dont nous avons indiqué de notre mieux les formes, attaches, usages, etc.; faites exécuter ensuite par le modèle les mouvements que vous voulez rendre; appliquez enfin à la nature vivante ce que vous a appris le cadavre, et vous saurez parfaitement distinguer les muscles qui font saillie, qu'il faut accentuer, de ceux qu'il faut atténuer ; en un mot vous saurez vous rendre compte de ce que vous faites.

FORMES EXTÉRIEURES DES MEMBRES INFÉRIEURS.

Nous avons remarqué déjà la saillie que fait le grand oblique à la partie inférieure et latérale du tronc, le sillon iliaque formé par la crête iliaque, qui semble rentrer chez les sujets athlétiques, et qui proémine au contraire chez les individus faibles ou amaigris. Au-dessous de ce sillon est une surface déprimée correspondante au moyen fessier, puis la saillie très prononcée du grand trochanter, derrière laquelle la peau, appliquée sur l'aponévrose fessière, donne lieu à une dépression ; plus en arrière encore est la large convexité du grand fessier, etc.

A la partie antérieure de la cuisse, le muscle droit forme un beau relief, déprimé en haut entre le couturier et le tenseur du fascia lata, et en bas, près de la rotule, au niveau de son aponévrose, que bordent les saillies du vaste interne et du vaste externe, ou le triceps crural. Le couturier est peu accentué ; il dessine le grand côté d'un triangle, que limite en haut le pli de l'aine et, en dedans le droit interne, triangle rempli par l'extrémité inférieure des muscles psoas et iliaque et par les adducteurs. — Au méplat du tendon du droit antérieur de la cuisse succède la rotule dont la saillie triangulaire, à bords arrondis, se continue avec le tendon de ce muscle par sa base, avec le ligament ou tendon rotulien par son sommet.

La jambe a une forme prismatique. Elle présente en avant et au milieu la crête du tibia; en dedans de cette crête est le méplat formé par la face tibiale interne; plus en arière on aperçoit le relief du jumeau interne, et au-dessus celui du soléaire ; entre lesquels existe un sillon oblique de haut en bas et de dehors en dedans; au côté externe de cette même crête du tibia sont les plans des muscles jambier antérieur, péroniers, long extenseur commun des orteils et long extenseur du gros orteil. Ici encore les généralités sont, selon nous, peu intelligibles, et nous renvoyons le lecteur à l'Anatomie descriptive. — Disons seulement que les veines du membre inférieur sont importantes à observer et à rendre, et que la Pl. XVII en indique la disposition exagérée.

Vue par derrière, la cuisse présente une large surface convexe transversalement, formée par les muscles biceps en dehors, demi-tendineux et demi-aponévrotique en dedans, par le troisième adducteur en haut. Née dans le sillon sous-fessier, lequel est dû au bord inférieur du grand fessier, elle se termine en bas par une dépression losangique qui forme le creux poplité, et qui est limitée au-dessus du jarret par l'extrémité inférieure du biceps et les tendons réunis des demi-aponévrotique ou demi-tendineux, au-dessous par les jumeaux dont les deux ventres semblent croiser les précédents muscles. Le creux du jarret est rempli en partie par du tissu cellulaire, des vaisseaux et nerfs.

Les jumeaux et le soléaire, qui est au-dessous, constituent le mollet. Les fibres musculaires des premiers forment deux ventres vigoureux vers le milieu de la jambe; ils sont séparés par une petite dépression anguleuse; le ventre interne descend plus bas que l'externe, mais tous deux semblent rentrer ou s'infléchir pour se porter sur une aponévrose qui leur est commune avec le soléaire. Cette aponévrose a la forme d'un triangle allongé dont le sommet correspond à la tubérosité du calcanéum; elle ne cache pas le soléaire tout entier, qui déborde un peu en dehors. Elle fait partie du tendon d'Achille ou plutôt le constitue; lequel, libre depuis le quart inférieur de la jambe jusqu'au talon, forme une espèce de pont depuis l'extrémité inférieure du soléaire jusqu'au calcanéum. De chaque côté du tendon d'Achille sont deux gouttières profondes où logent les tendons des muscles de la jambe et qui limitent les malléoles. Enfin tout à fait en bas se voit le talon qui produit une saillie un peu allongée de haut en bas et arrondie.

Il est facile de comprendre les changements de forme qu'éprouve le membre dans ses mouvements. — Dans la flexion de la cuisse sur le tronc, le droit antérieur fait une longue et large saillie terminée, près du genou, par le méplat de son tendon, au côté externe duquel le vaste externe s'élève; dans la flexion avec effort, les muscles antérieurs de la cuisse se modèlent vigoureusement, le sillon de l'aine se prononce davantage; en arrière, le pli inférieur de la fesse s'efface et la face postérieure de la cuisse se tend et s'élargit. — L'extension en arrière est très limitée : elle est produite par le grand fessier, le biceps, le demi-tendineux et le demi-membraneux qui se contractent avec force. Le pli sous-fessier augmente et celui de l'aine disparaît, etc. — Dans la rotation en dehors, les fessiers et le couturier se contractent pour effectuer ce mouvement qui, bien que changeant la position du membre où la saillie du trochanter est portée en arrière et la pointe du pied en dehors, ne modifie pas sensiblement ses formes. — C'est aux adducteurs qu'il faut attribuer le mouvement de rapprochement et de croisement des cuisses : dans cette attitude, la partie externe des membres est très tendue, la saillie du trochanter très prononcée, la partie latérale de la fesse aplatie.

La jambe n'exécute que des mouvements de flexion et d'extension. Les premiers sont produits par le demi-aponévrotique et le demi-tendineux, dont les tendons soulèvent la peau en dedans et en dehors du jarret, par les jumeaux surtout qui se modèlent largement en formant deux ventres musculaires, deux reliefs séparés au-dessus du plan du tendon d'Achille, que déborde en dehors le soléaire comprimé par lui.

Que de modifications, que de nuances, suivant tels ou tels mouvements et attitudes; comme il faut être vraiment anatomiste pour les saisir toutes, pour les rattacher aux diverses actions musculaires qui les produisent; comme il faut être tout à la fois artiste chaleureux et dessinateur scrupuleux pour les rendre sans exagération comme sans mollesse!

SURFACE EXTÉRIEURE OU ASPECT DE LA PEAU ET DES FORMES.

Il ne suffit pas aux artistes de connaître la forme et la position des os et des muscles, il importe aussi qu'ils comprennent la disposition du tissu cellulaire et des membranes d'enveloppe, car entre le cadavre écorché et le cadavre recouvert de la peau il y a une différence énorme.

En effet, il existe toujours sous la peau une couche de tissu cellulaire plus ou moins épaisse ou mince suivant les régions, qui comble en partie les intervalles musculaires et arrondit les formes. Bien qu'assez abondant chez les femmes et les enfants, ce tissu ne laisse pas cependant que de ménager des éminences et des dépressions, très marquées chez les sujets vigoureux, athlétiques et d'un embonpoint médiocre, mais disparaissant chez ceux qui deviennent obèses.

Ces saillies et ces méplats constituent le point capital de l'Anatomie artistique, qui n'a été créée en effet que pour apprendre à les rendre avec exactitude. Mais combien sont rares les personnes qui, sous ce rapport, comprennent la nature, et s'identifient avec elle ! Examinez les chefs-d'œuvre eux-mêmes, beaucoup vous présentent ou des membres hérissés d'accidents exagérés, que désavoue l'Anatomie, ou un système musculaire tellement atténué, une peau tellement unie que les personnages semblent vus à travers une gaze ou un nuage léger. Nous le répétons donc : Messieurs les artistes, soyez avant tout anatomistes et physiologistes ; et plus vous avez d'imagination et de génie, plus ces sciences vous sont nécessaires ; non seulement pour l'exactitude du dessin ; mais encore pour la vérité du coloris !

Mais la nature est si variée ! Sans doute ; cela n'empêche pas que, pour un esprit juste, une imagination bien réglée, elle n'offre, dans ses aberrations elles-mêmes, un cachet de vérité qui n'égare jamais celui qui peut le saisir. La vérité, elle est partout sur nos pas, et il semble que nous nous efforcions de l'éviter tout en la cherchant, parce que nos instincts, nos sens, notre amour-propre nous faussent le jugement.

Ainsi que nous l'avons fait remarquer plusieurs fois, les dépressions correspondent généralement à des os ou bien à des parties ligamenteuses, et presque toutes les saillies sont dues aux muscles, et suivent, dans leurs degrés de développement et d'affaissement, les degrés de la contraction de ces organes. Certaines parties du corps ont des formes fixes ou subissent à peine quelques légères modifications pendant les mouvements : le crâne, le front, les oreilles, les saillies claviculaires, etc., sont dans cette catégorie ; il n'en est pas de même des membres et du tronc, qui offrent de notables changements, par suite des contractions musculaires que nécessitent les mouvements et les attitudes.

Combien de modifications n'offre pas aussi l'aspect de la peau ! Car sa couleur varie suivant les différentes régions, le sexe, l'âge, les professions, les climats, la température et les passions. Il est inutile que nous développions ces propositions. Il suffit de dire que généralement la peau est plus fine et plus blanche chez les enfants et les femmes, que chez les adultes et les hommes, aux parties internes des membres qu'aux surfaces externes ; aux régions exposées à la lumière, comme le cou, la figure et les mains, qu'aux autres endroits, etc. Chez les personnes blondes et sanguines elle est plus rosée, parce qu'elle est aussi plus fine et plus riche en vaisseaux capillaires sanguins.

Que n'y aurait-il pas à dire encore à propos des rides et des sillons, que l'âge, les chagrins, les passions, la débauche, etc., impriment sur l'enveloppe cutanée? Nous ne prétendons pas qu'il faille rendre tous ces plis et toutes ces rides, la chose est impossible; mais il faut chercher à rendre l'effet de coloration qu'ils produisent. Ici surtout les données physiologiques doivent guider le pinceau ou le burin. Aussi, nous estimons que, tout en ne faisant qu'indiquer les études qu'il faut aborder, nous rendons plus de services aux Artistes que si nous écrivions de longues pages sur les teintes et les accidents de la peau, sans les rattacher aux causes dont elles dépendent, sans faire apercevoir les rapports qui existent entre l'organisme et les influences extérieures, entre le moral et le physique. Notre but principal était donc d'exciter la curiosité des élèves, de faire naître en eux le goût des études anatomo-physiologiques; si nous avons réussi, nous croyons avoir bien mérité de l'Art.

FIN.

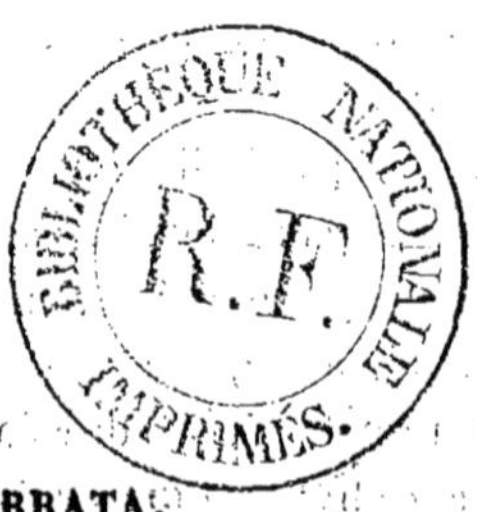

ERRATA.

Page 60, ligne 24 : *huitième paire* , lisez *quatrième.*
— 119, — 8 : le fin, *lisez* le fini.
— 128, — 22 : *ajoutez* : et le cléido-mastoïdien.
— *ib.* — 28 : grand complexes, *lisez*, grand complexus.

ORDRE DES MATIÈRES.

ANATOMIE DESCRIPTIVE.

ORGANES DE NUTRITION.

ORGANES DE GÉNÉRATION.

ANATOMIE DES FORMES.

FIN DE L'ORDRE DES MATIÈRES.

PARIS—Impr. LACOUR et Cie., rue Saint-Hyacinthe-Saint-Michel, 33.

ANATOMIE DESCRIPTIVE

ET DES

FORMES EXTÉRIEURES.

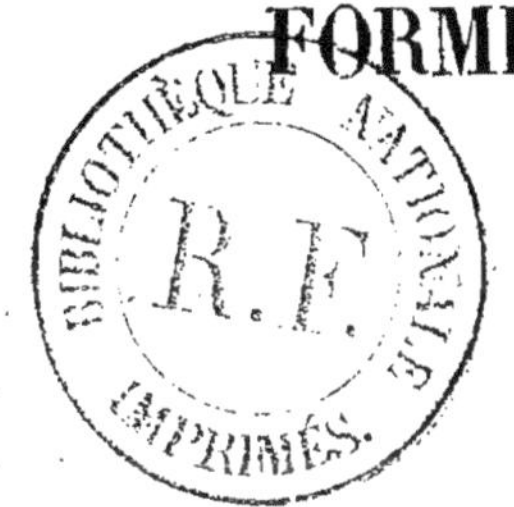

PLANCHES.

PLANCHE I.

Système osseux.

SQUELETTE VU PAR DEVANT.

(Les os sont dépouillés du périoste, et les articulations manquent de leurs ligaments.)

A. Bras. — B. Avant-bras.—C. Carpe.—D. Métacarpe.— E. Phalanges.—F. Bassin.—G. Cuisse. — H. Jambe.—I. Tarse. — K. Métatarse. — L. Phalanges.

1. Frontal ou Coronal.—2. Temporal.—3. Malaire. — 4. Maxillaire supérieur.—5. Maxillaire inférieur. — 6. Sternum.—7. Clavicule.—8. Septième côte, ou dernière vraie côte.—9. Omoplate ou Scapulum.—10. Humérus.—11. Cubitus.—12. Radius.—13. Os coxal ou iliaque : *f i*, fosse iliaque interne ; *s i*, articulation sacro-iliaque ; *h p*, branches horizontales du pubis ; *d p*, branche descendante du pubis ; *t o*, trou obturateur, appelé encore sous-pubien, ovalaire ; *s v*, articulation sacro-vertébrale.—14. Sacrum.—15. Fémur : *t*, tête du fémur ; *c*, col du fémur ; *g t*, grand trochanter ; *p t*, petit trochanter.—16. Rotule.— 17. Tibia.—18. Péroné ; *m i*, malléole interne ; *m e*, malléole externe.

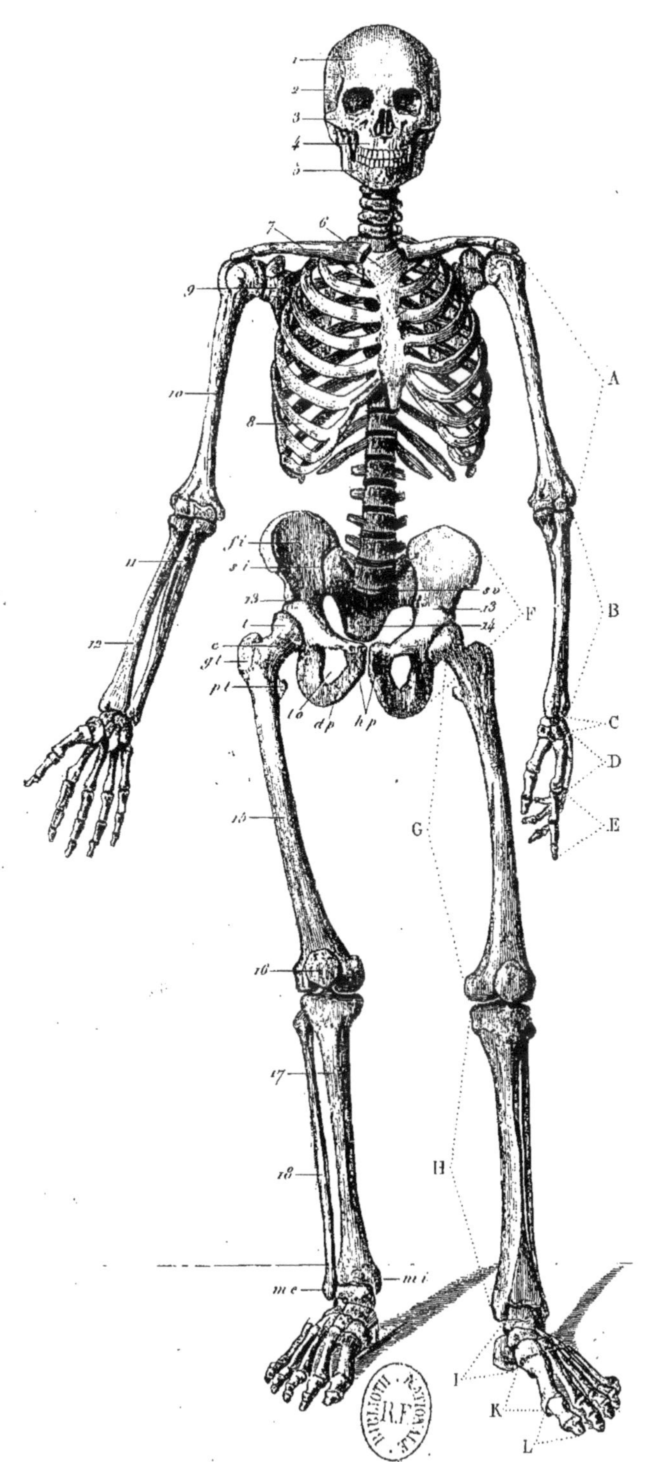

[...]tti del. C. Carey et Gabriel sc.

Fig. 1. — [illegible]

1. Atlas. — 2. Axis. — 3, 3. Apophyses épineuses. — 4, 4. Apophyses transverses.

Fig. 2. — VERTÈBRES DORSALES.

1. Corps vertébral. — 2. Facette qui [illegible] la tête de la côte [illegible] que la [illegible] de la vertèbre ne [illegible] pas à elle seule [illegible] de la même vertèbre. — 3. Apophyse articulaire supérieure. — 4. Apophyse articulaire inférieure. — 5. Apophyse transverse. — 6. Apophyse épineuse. — 7. Trou de conjugaison.

Fig. 3. — VERTÈBRES LOMBAIRES.

1. Corps vertébral. — 2. Apophyse articulaire supérieure. — 3. — Apophyse transverse. — 4. Apophyse épineuse. — 5. Trou de conjugaison.

Fig. 4. — [illegible]

1. Maxillaire inférieur. — 2. Dents. — 3. Voûte palatine. — 4, 4. Ouvertures postérieures des fosses nasales, séparées l'une de l'autre par le Vomer qui fait partie de leur cloison. — 5. Trou grand [illegible] du maxillaire supérieur. — 6. Trou [illegible] — 7. Ouverture externe du conduit auditif. — 8. Grand trou occipital. — 9. Arcade zygomatique. — 10. Fosse zygomatique. — 11. Apophyse styloïde. — 12. Condyle de l'occipital s'articulant avec l'atlas.

Fig. 5. — [illegible]

1. [illegible] antérieur [illegible] le lobe [illegible] — 2. [illegible] le lobe moyen. — [illegible] — [illegible] — [illegible] — 13. [illegible] — 14. [illegible] — 15. Trou [illegible] — 16. [illegible] — 17. [illegible]

PLANCHE III.

Système osseux.

Fig. 1. — VERTÈBRES CERVICALES.

1. Atlas.—2. Axis.—3, 3. Apophyses épineuses.—4, 4. Apophyses transverses.

Fig. 2. — VERTÈBRES DORSALES.

1. Corps vertébral. — 2. Lame qui concourt à former le trou vertébral (que la position de la vertèbre ne permet pas de voir) en s'unissant à celle du côté opposé de la même vertèbre. — 3. Apophyse articulaire supérieure. — 4. Apophyse articulaire inférieure.—5. Apophyse transverse.—6. Apophyse épineuse.—7. Trou de conjugaison.

Fig. 3. — VERTÈBRES LOMBAIRES.

1. Corps vertébral. — 2. Apophyse articulaire supérieure. — 3.—Apophyse transverse.—4. Apophyse épineuse.—5. Trou de conjugaison.

Fig. 4.—CRANE VU PAR SA FACE INFÉRIEURE ET EXTERNE.

1. Maxillaire inférieur.—2. Dents.—3. Voûte palatine.—4, 4. Ouvertures postérieures des fosses nasales, séparées l'une de l'autre par le Vomer qui fait partie de leur cloison. — 5. Trou grand rond ou maxillaire supérieur. — 6. Trou déchiré antérieur. — 7. Ouverture externe du conduit carotidien. — 8. Grand trou occipital. — 9. Arcade zygomatique. — 10. Fosse zygomatique. —11. Apophyse styloïde. — 12. Condyle de l'occipital, surface qui s'articule avec l'atlas.

Fig. 5.—FACE INFÉRIEURE ET INTERNE OU BASE DU CRANE.

1. Plan antérieur sur lequel appuie le lobe antérieur du cerveau. — 2. Plan moyen ou fosse moyenne, supportant le lobe moyen. — 3. Plan postérieur, contenant le cervelet.— 4. Selle turcique ou plan formé par le corps du sphénoïde. — 4 *bis*. Gouttière basilaire. — 5. Apophyse crista galli.—6. Gouttières ethmoïdales donnant passage aux filets du nerf olfactif. — 7. Suture du frontal et des petites ailes du sphénoïde. — 8. Trou optique, dans lequel s'engage le nerf du même nom.—9. Fente sphénoïdale, par laquelle passent les nerfs et vaisseaux qui se rendent dans l'orbite. — 10. Trou grand rond ou maxillaire supérieur. — 11. Trou ovale ou maxillaire inférieur. — 12. Trou petit rond ou sus-épineux.—13. Trou déchiré antérieur. — 14. Trou auditif interne.— 15. Trou déchiré postérieur. — 16. Trou condylien antérieur. — 17. Grand trou occipital.

Fig. 5.

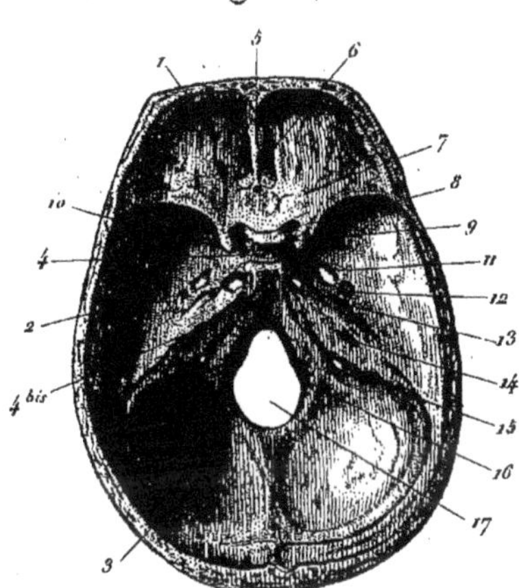

Fig. 1re

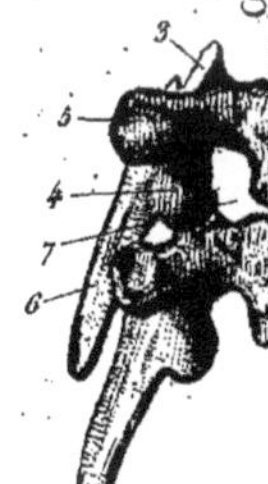

Fig. 2.

Fig. 3.

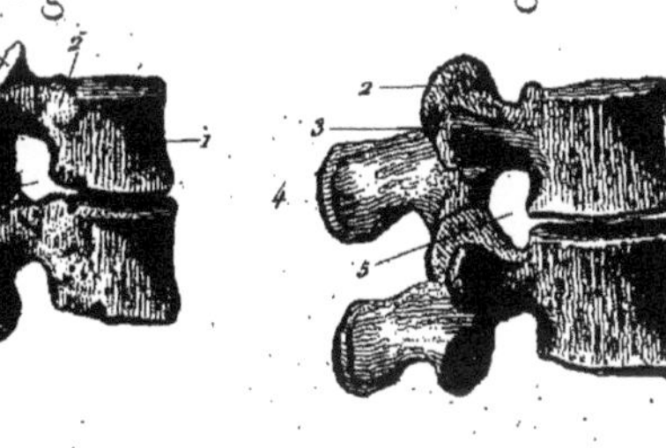

Fig. 4.

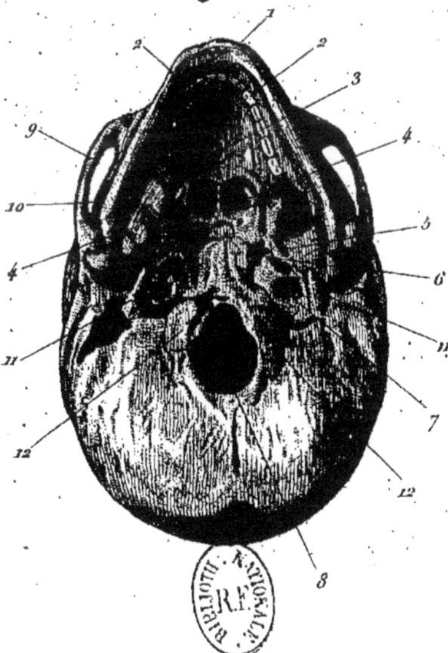

...illé del. C. Carey et Gabriel sc.

PLANCHE IV.

Système musculaire.

ÉCORCHÉ VU PAR DEVANT.

(Muscles superficiels du côté droit ; muscles profonds du coté gauche.)

1. Muscle frontal. — 2. Orbiculaire des paupières. — 3. Orbiculaire des lèvres. — 4. Carré du menton. — 5. Aponévrose épicranienne. — 6. Muscle auriculaire. — 7. Zygomatique. — 8. Élévateur propre de la lèvre supérieure. — 9. Masséter. — 10. Peaucier. — 11. Sterno-cléido-mastoïdien. — 12. Sterno-thyroïdien. — 13. Trapèze. — 14. Grand pectoral. — 15. Sous-clavier. — 16. Petit pectoral. — 17. Grand dentelé. — 18. Grand oblique. — 19. Grand droit de l'abdomen. — 20. Petit oblique. — 21. Arcade crurale. — 22. Anneau inguinal. — 23. Deltoïde. — 24. Biceps brachial. — 25. Triceps. — 26. Long supinateur. — 27. Premier radial. — 28. Rond pronateur. — 29. Deuxième radial. — 30. Grand palmaire. — 31. Fléchisseur superficiel commun. — 32. Petit palmaire. — 33. Cubital antérieur. — 34. Muscles de l'éminence thénar. — 35. Aponévrose palmaire. — 36. Ligament annulaire du carpe. — 37. Portion supérieure du biceps coupé. — 38. Coraco-brachial. — 39. Brachial antérieur. — 40. Long supinateur, déjà indiqué nº 26. — 41, 42. Fléchisseur profond des doigts. — 43. Long fléchisseur du pouce. — 44. Tendon du cubital antérieur coupé. — 45. Éminence thénar. — 46. Éminence hypo-thénar. — 47. Tenseur de l'aponévrose crurale. — 48. Couturier. — 49. Droit interne. — 50. Droit antérieur. — 51. Portion interne du triceps crural. — 52. Portion externe du triceps. — 53. Péronier latéral. — 54. Jambier antérieur. — 55. Extenseur commun des orteils. — 56. Péronier antérieur. — 57. Extenseur propre du gros orteil. — 58. Tendon du péronier latéral. — 59 Ligament annulaire du tarse. — 60. Psoas et Iliaque. — 61. Pectiné. — 62. Premier adducteur. — 63. Troisième adducteur. — 64. Triceps crural, portion interne — 65. Tendon du droit antérieur coupé. — 66. Tendon du couturier coupé. — 67. Jumeaux. — 68. Soléaire. — 69. Tendon du jambier antérieur coupé. — 70. Tendon de l'extenseur propre du gros orteil.

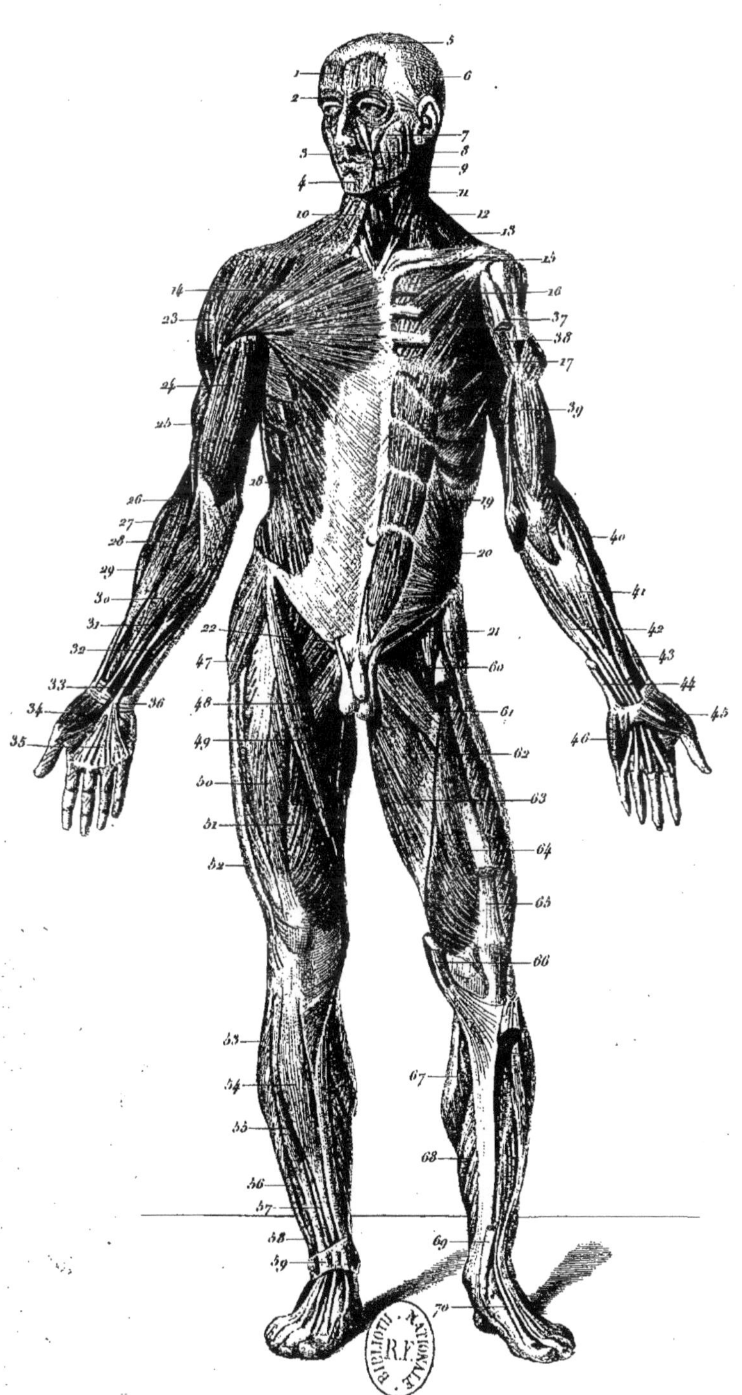

del.

C. Carey et Gabriel sc.

PLANCHE V.

Système musculaire.

ÉCORCHÉ VU PAR DERRIÈRE.

(Muscles superficiels du côté gauche ; muscles profonds du côté droit.)

1. Auriculaire. — 2. Occipital. — 3. Sterno-cléido-mastoïdien.— 4. Splénius. — 5. Grand complexus. — 6. Angulaire de l'omoplate. — 7. Trapèze. — 8. Grand dorsal. — 9. Rhomboïde. — 10. Grand dentelé. — 11. Petit dentelé. — 12. Deltoïde. — 13. Sus-épineux.— 14. Sous-épineux. —15. Petit rond. — 16. Grand rond. — 17. Triceps brachial. — 18. Long supinateur. — 19. Anconé. — 20. 1re radial. — 21. 2e radial. — 22. Extenseur commun des doigts. — 23. Long extenseur du pouce. — 24. Ligament annulaire du carpe. — 25. Grand abducteur du pouce. — 26. Long extenseur du pouce.— 27. Court extenseur du pouce. — 28. Extenseur propre de l'index. — 29. Extenseur propre du petit doigt. — 30. Grand fessier. —31. Petit fessier. — 32. Pyramidal. — 33. Jumeaux et obturateur interne. — 34. Carré de la cuisse. — 35. Biceps. — 36. Demi-tendineux. — 37. Demi-membraneux. — 38. Grand adducteur. — 39. Courte portion du biceps dont on voit la section au-dessous. — 40. Jumeaux. — 41. Poplité. — 42. Plantaire grêle. — 43. Soléaire. — 44. Jumeaux, coupés. — 45. Tendon d'Achille. —46. Ligament annulaire du tarse.

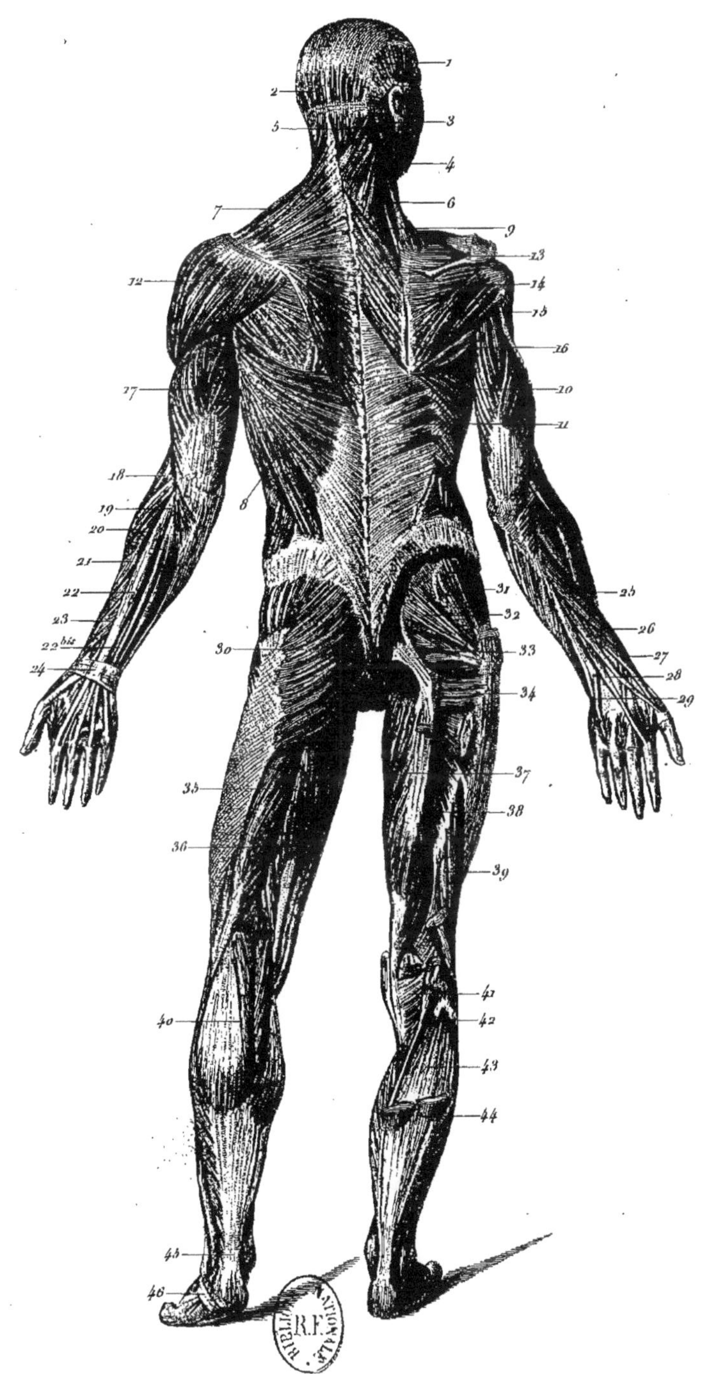

del. Ch. Carey et Gabriel sc.

PLANCHE VI.

Système musculaire.

Fig. 1. DIAPHRAGME, ET MUSCLES PROFONDS DE L'ABDOMEN ET DU BASSIN.

(Les parois du ventre et tous les organes contenus dans cette cavité ont été enlevés afin de mettre ces muscles en évidence. Par l'effet du renversement du tronc en arrière, le diaphragme, qui regarde en bas dans la position ordinaire, fait face en avant sur cette figure.)

1. Diaphragme : *pg*, pilier gauche; *pd*, pilier droit; *vc*, ouverture pour le passage de la veine cave supérieure; *œ*, ouverture pour le passage de l'œsophage; *ao*, Aorte, coupée à l'endroit où elle sort de la poitrine. — 2. Psoas. — 3. Petit psoas. —4. Psoas coupé pour faire voir : —5. l'Iliaque, — 6. le Carré des lombes. — 7. Obturateur externe.

Dans la section des parois abdominales on distingue la coupe des muscles : A. Grand droit de l'abdomen. — B. Grand pectoral. —C. Grand oblique. — D. Petit oblique. — E. Transverse.

Fig. 2. — MUSCLES DU PÉRINÉE.

1. Ischio-coccygien. —2. Releveur de l'anus. — 3. Sphincter de l'anus. — 4. Transverse du périnée. — 5. Ischio-caverneux. — 6. Bulbo-caverneux. —7. Verge. — 8. Testicule.

a. Droit interne.— *b* et *c*. Adducteurs de la cuisse. — *d*. Grand fessier.

Fig. 1.

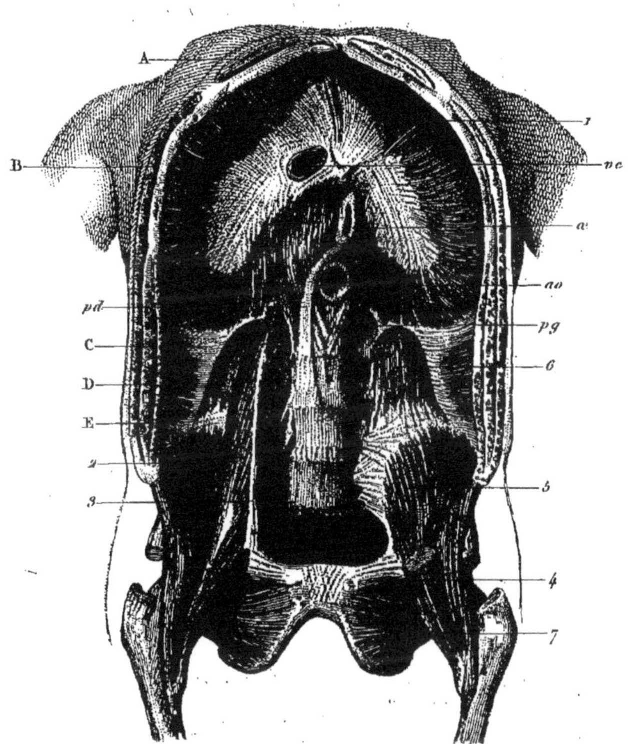

Fig. 2.

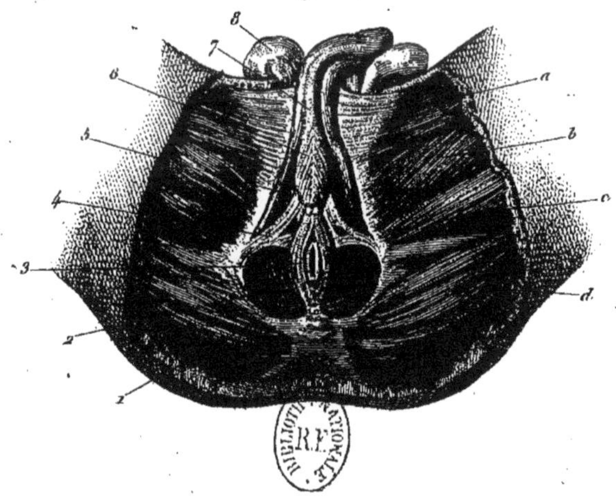

...illi del. Ch. Carey et Gabriel sc.

PLANCHE VII.

Organes de la déglutition et de la phonation.

Fig. 1. — MUSCLES DE LA LANGUE, DU LARYNX ET DU PHARYNX.

(On a enlevé la moitié de l'os maxillaire inférieur du côté droit, afin de mettre ces organes à découvert.)

1. Lingual. — 2. Génio-glosse. — 3. Hyo-glosse. — 4. Thyro-hyoïdien. — 5. Crico-thyroïdien. — 6. Constricteur supérieur du pharynx. — 7. Constricteur moyen. — 8. Constricteur inférieur. — 9. Stylo-glosse. — 10. Stylo-hyoïdien. — 11. Stylo-pharyngien.

A. Pharynx. — B. Trachée-artère. — C. Cartilage thyroïde (pomme d'Adam). — D. Os hyoïde. — E. Coupe de l'os maxillaire inférieur. — F. Coupe et épaisseur de la lèvre inférieure. — G. Trou auditif externe.

Fig. 2. — LARYNX ET TRACHÉE-ARTÈRE.

(Ces organes présentent leur face antérieure et externe.)

1. Os hyoïde. — 2. Cartilage thyroïde. — 3. Muscle thyro-hyoïdien. — 4. Membrane thyro-hyoïdienne. — 5. Cartilage cricoïde. — 6. Muscle crico-thyroïdien. — 7, 7. Anneaux de la trachée-artère.

Fig. 3. — INTÉRIEUR DU LARYNX.

(Cette figure représente la moitié gauche du larynx, de la luette et du pharynx.)

1. Cartilage thyroïde. — 2. Coupe de la partie postérieure de ce même cartilage. — 3. Ventricule du larynx. — 4. Corde vocale. — 5. Intérieur du larynx et de la trachée. — 6. Anneaux de la trachée coupés. — 7. Épiglotte. — 8. Os hyoïde. — 9. Membrane thyro-hyoïdienne. — 10. Intérieur du pharynx.

Fig. 4. — ARRIÈRE-BOUCHE OU GORGE VUE PAR SA PARTIE POSTÉRIEURE.

(L'œsophage est ouvert en arrière, et ses parois sont écartées au moyen d'érignes pour faire voir la position respective des fosses nasales, du voile du palais, de la langue et du larynx.)

1, 1. Fosses nasales. — 2. Cloison des fosses nasales. — 3, 3. Ouverture postérieure de la bouche et base de la langue. — 4. Épiglotte et entrée du larynx. — 5. Œsophage ouvert. — 6. Trachée-artère. — 7. Muscle péristaphylin interne. — 8. Muscle constricteur supérieur du pharynx. — 9. Muscle palato-pharyngien. — 10. Muscle palato-staphylin. — 11. Muscle pharyngo-staphylin. — 12. Luette. — 13. Muscles arythénoïdiens. — 14. Muscle crico-arythénoïdien postérieur.

Fig. 1.

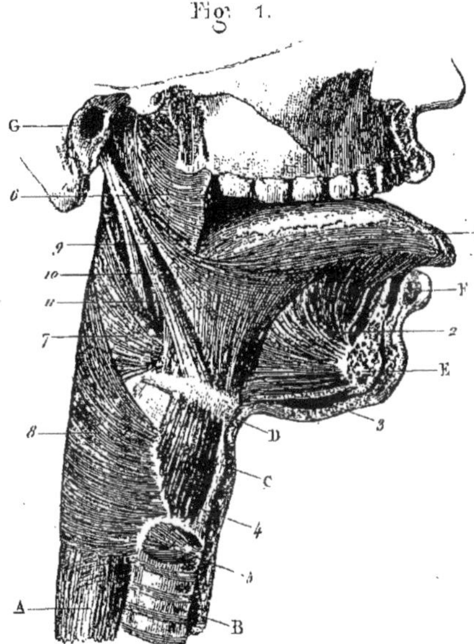

Fig. 2.

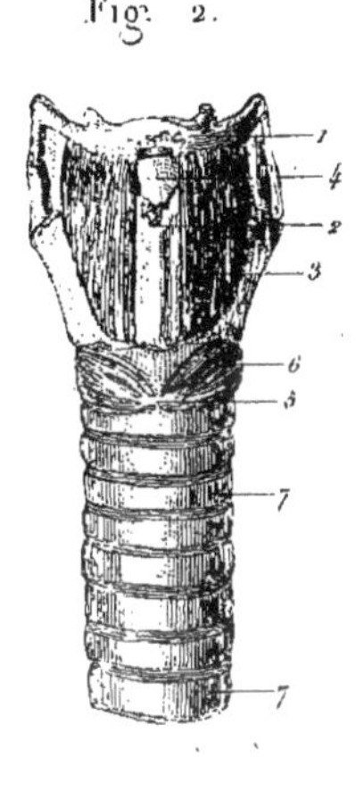

Fig. 3.

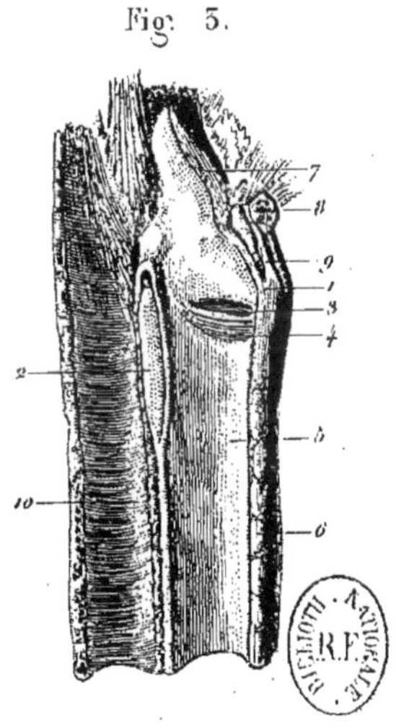

Fig. 4.

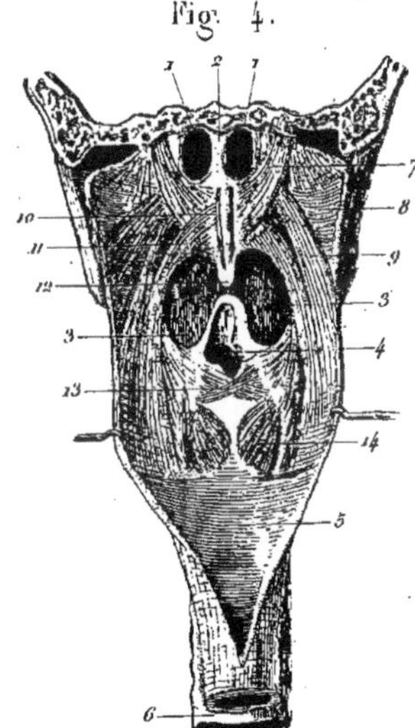

del.   Ch. Carey et Gabriel sc.

PLANCHE VIII.

Système nerveux.

Fig. 1. — CERVEAU VU PAR SA FACE SUPÉRIEURE.

A. Partie antérieure. — B. Partie postérieure : on voit la grande scissure longitudinale qui divise la masse cérébrale en deux parties égales, appelées : — C. Hémisphère droit, — D. Hémisphère gauche. — *a*, *a*, *a*, *a*. — Anfractuosités. — *c*,*c*,*c*,*c*. — Circonvolutions cérébrales.

Fig. 2. — CERVEAU VU PAR SA FACE INFÉRIEURE ET MOELLE ÉPINIÈRE.

(On voit sur cette figure la naissance des nerfs cérébro-spinaux.)

a. Lobe antérieur du cerveau. — *b*. Scissure de Sylvius. — *c*. Lobe moyen. — *d*. Tubercules cendrés, surmontés de la tige pituitaire. — *e*. Protubérance annulaire. — *f*. Lobe postérieur. — *g*. Cervelet. — *h*. Moelle allongée : pyramide antérieure. — *i*. Eminence olivaire. — *k*. Moelle épinière. — *l*. Queue de cheval.

1. Nerf olfactif. — 2. Sillon où loge ce nerf. — 3. Nerf optique. — 4. Nerf moteur oculaire commun. — 5. Nerf pathétique. — 6. Nerf trijumeau. — 7. Nerf moteur oculaire externe. — 8. Nerfs facial et auditif, ou 7e paire. — 9. Nerfs pneumo-gastrique et glosso-pharyngien, ou 8e paire. — 10. Nerf hypoglosse. — 11. Nerf spinal. — 12. Nerf sous-occipal. — 13, 13, 13. Nerfs spinaux. — 14, 14. Les mêmes, dont la racine antérieure est coupée. — 15, 15. Ligament dentelé.

Fig. 3. — NERFS CÉRÉBRAUX ; LEURS TRAJETS.

1. Nerf optique. — 2. Nerf moteur oculaire commun. — 3. Nerf trijumeau : renflement ganglionaire duquel partent trois branches. — 4. Nerf ophthalmique (1re branche du trijumeau) ; il fournit : *a*, le nerf nasal ; *b*, le lacrymal ; *c*, le frontal. — 5. Nerf maxillaire supérieur (2e branche du trijumeau) ; il se termine en *d*, sous le nom de sous-orbitaire. — 6. Nerf maxillaire inférieur (3e branche du trijumeau) ; il fournit : *e*, le buccal ; *f*, le lingual ; *g*, continuation du nerf, qui forme le dentaire inférieur et sort en *h* par le trou mentonnier ; *i*, rameau massétérin. — 7. La 8e paire au sortir du crâne. — 8. Nerf glosso-pharyngien (portion de la 8e paire), — 9. Nerf spinal (portion de la 8e paire, selon les anatomistes modernes). — 10. Nerf pneumo-gastrique ou de la 8e paire proprement dite ; il fournit : *j*, le laryngé supérieur ; *k*, un plexus formé avec des rameaux du laryngé, du pharyngien, du récurrent et des ganglions cervicaux ; *l*, le nerf laryngé inférieur ou récurrent ; *m*, naissance des nerfs cardiaques du pneumo-gastrique ; *n*, division multiple du pneumo-gastrique derrière les bronches et les poumons, qui sont un peu renversés pour faire voir le plexus pulmonaire formé aussi par l'adjonction de nerfs ganglionaires ; *o*, pneumo-gastrique enlaçant l'œsophage ; *p*, le même du côté gauche se répandant sur l'estomac ; *q*, le même du côté droit se terminant à l'estomac et dans le plexus solaire. — 11. Nerf hypoglosse. — 12. Ganglion cervical envoyant des rameaux aux plexus voisins. — 13, 13. Ganglions thoraciques (V. Pl. X).

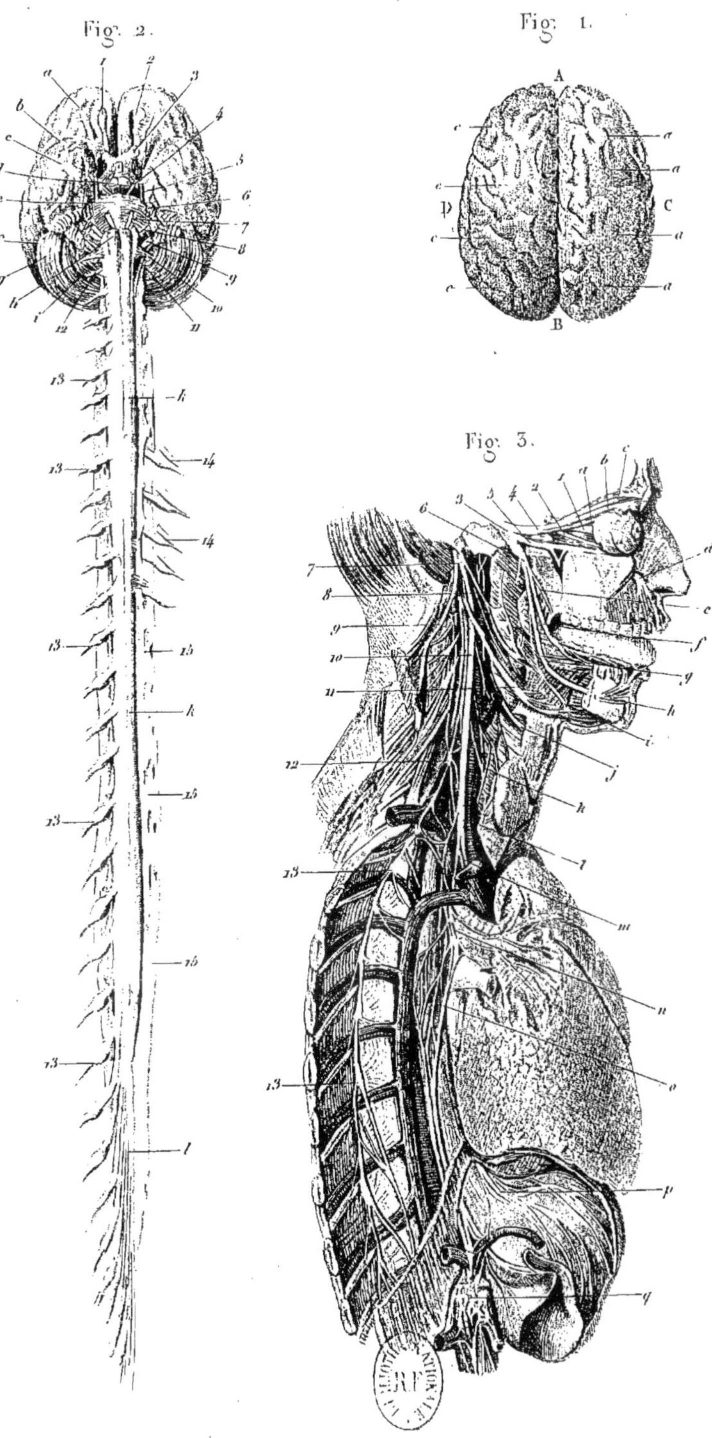

...veillé del. Ch. Carey et Gabriel sc.

PLANCHE IX.

Système nerveux.

NERFS ENCÉPHALO-RACHIDIENS OU CÉRÉBRO-SPINAUX.

(Les parois abdominales du côté droit et les viscères du bas-ventre sont enlevés pour faire voir le plexus lombaire et le plexus sacré.)

1. Nerf sus-orbitaire. — 2. Nerf sous-orbitaire. — 3. Nerf mentonnier. — 4. Nerf facial. — 5. Pneumo-gastrique. — 6. Spinal. — 7. Deuxième nerf cervical (branche postérieure). — 8. Branche moyenne du plexus cervical. — 9. Branche descendante du plexus cervical. — 10. Plexus brachial. — 11. Branche que fournit ce plexus au grand dentelé, etc. — 12. Nerf circonflexe. — 13. Nerf musculo-cutané. — Nerf médian. — 14 *bis*. Division de ce nerf aux doigts. — 15. Nerf cubital. — 16. Arcade palmaire du cubital. — 17. Nerf radial. — 18, 18. Nerfs intercostaux. — 19. Plexus lombaire. — 20. Nerf ilio-scrotal. — 21. Nerf génito-crural. — 22. Nerf crural. — 23. Branche inguino-cutanée du crural. — 24. Branche perforante du crural. — 25. Nerf obturateur. — 26, 26. Nerf saphène interne. — 27. Plexus sacré. — 28. Nerf sciatique externe. — 29. Nerf tibial antérieur. — 30. Nerf musculo-cutané de la jambe.

PLANCHE IX.

Système nerveux.

NERFS ENCÉPHALO-RACHIDIENS OU CÉRÉBRO-SPINAUX.

(Les parois abdominales du côté droit et les viscères du bas-ventre sont enlevés pour faire voir le plexus lombaire et le plexus sacré.)

1. Nerf sus-orbitaire. — 2. Nerf sous-orbitaire. — 3. Nerf mentonnier. — 4. Nerf facial. — 5. Pneumo-gastrique. — 6. Spinal. — 7. Deuxième nerf cervical (branche postérieure). — 8. Branche moyenne du plexus cervical. — 9. Branche descendante du plexus cervical. — 10. Plexus brachial. — 11. Branche que fournit ce plexus au grand dentelé, etc. — 12. Nerf circonflexe. — 13. Nerf musculo-cutané. — Nerf médian. — 14. *bis.* Division de ce nerf aux doigts. — 15. Nerf cubital. — 16. Arcade profonde du cubital. — 17. Nerf radial. — 18, 18. Nerfs intercostaux. — 19. Plexus lombaire. — 20. Nerf ilio-scrotal. — 21. Nerf génito-crural. — 22. Nerf crural. — 23. Branche inguino-cutanée du crural. — 24. Branche perforante du crural. — 25. Nerf obturateur. — 26, 26. Nerf saphène interne. — 27. Plexus sacré. — 28. Nerf saphène externe. — 29. Nerf tibial antérieur. — 30. Nerf musculo-cutané de la jambe.

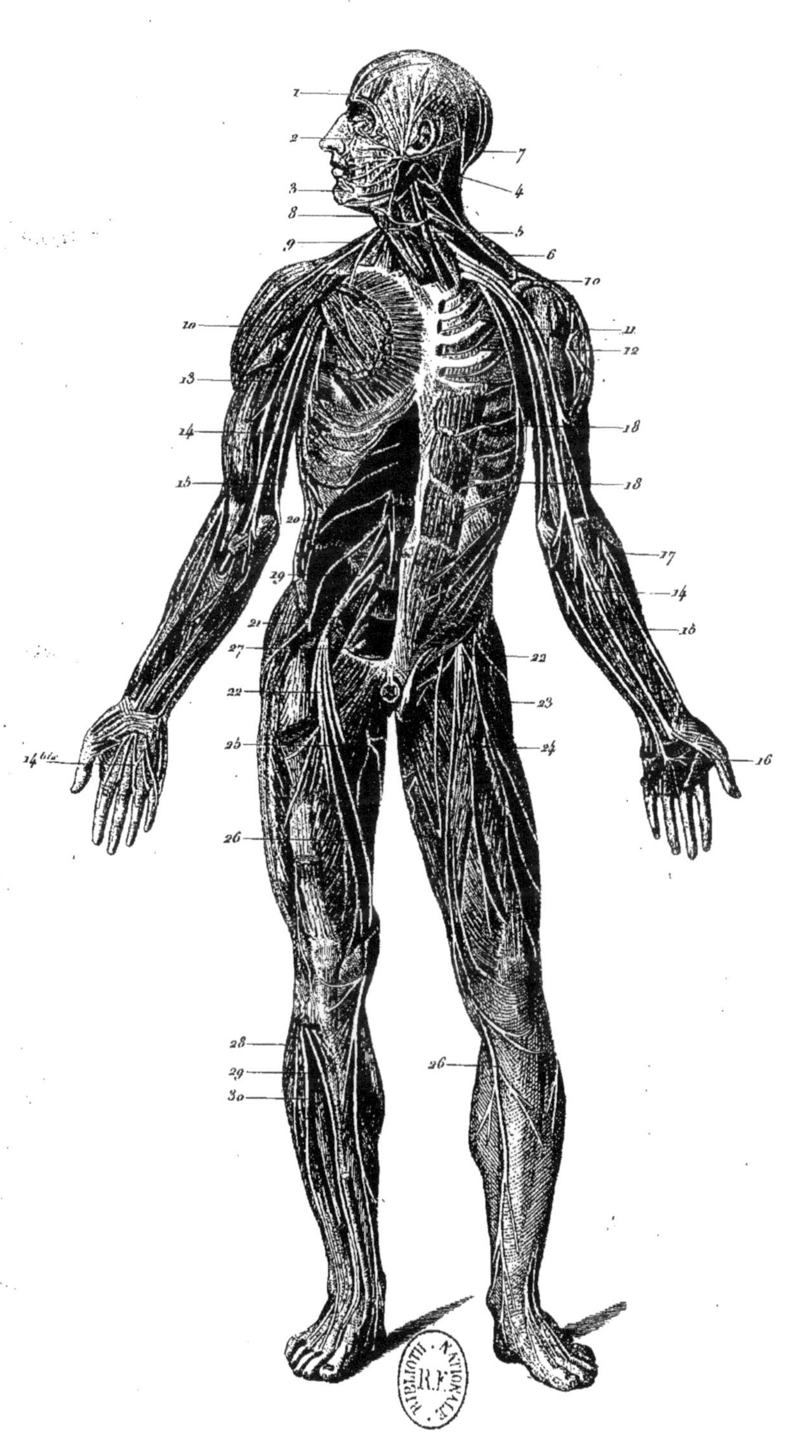

C. Carey et Gabriel sc.

PLANCHE X.

Système nerveux.

Fig. 1. — NERF SCIATIQUE ET NERF POPLITÉ.

(Le membre inférieur droit présente sa face postérieure, préparée de manière à mettre ses nerfs à découvert.)

1. Nerf sciatique. — 2. Division de ce nerf en poplités interne et externe.—3. Poplité externe.—4. Poplité interne. — 5. Division du poplité interne en plantaire interne et en plantaire externe.

Fig. 2.—SYSTÈME GANGLIONAIRE OU GRAND SYMPATHIQUE.

(Il faut se figurer une immense quantité de filets nerveux très fins partant des ganglions et formant des plexus aux organes de nutrition, surtout aux artères.)

1. Ganglion cervical supérieur.— 2. Ganglion cervical moyen. — 3. Ganglion cervical inférieur. — 4, 5, 6, 7, 8, 9, 10, 11, 12, 13, 14. Ganglions thoraciques.—15. Ganglion semi-lunaire.—16, 17, 18, 19. Ganglions lombaires. — 20. Ganglion sacré. — 21. Rameaux ascendants du ganglion cervical supérieur, lesquels communiquent avec les ganglions céphaliques, qu'on ne voit point sur cette figure.—22. Rameaux antérieurs de ce même ganglion cervical.—23. Rameaux faisant communiquer le ganglion avec les nerfs cervicaux.—24. Racines du nerf cardiaque supérieur.—25. Branche de communication entre le ganglion supérieur et le moyen. — 26. Racine du nerf cardiaque moyen.—27. Racine du nerf cardiaque inférieur.—28. Nerfs cardiaques.—29. Plexus cardiaque.—30. Pneumo-gastrique allant à l'estomac où il concourt à former le — 31. Plexus coronaire stomachique. — 32. Grand nerf splanchnique. — 33. Plexus solaire. — 34. Plexus mésentérique supérieur. — 35. Plexus accompagnant l'aorte dans le ventre.— 36. Plexus mésentérique inférieur. — 37. Plexus hypogastrique.

Fig. 1.

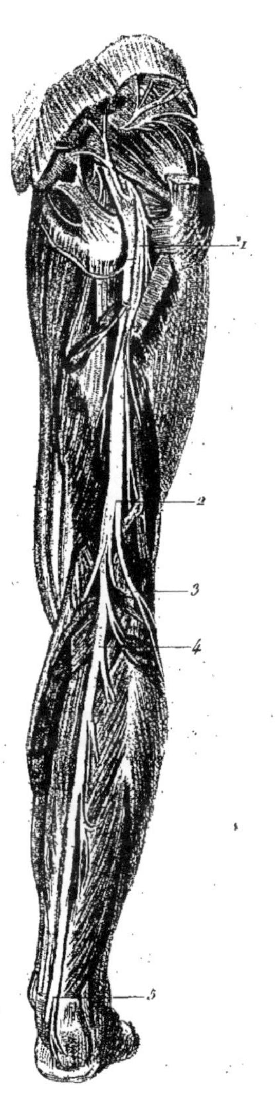

Fig. 2.

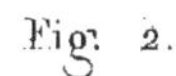
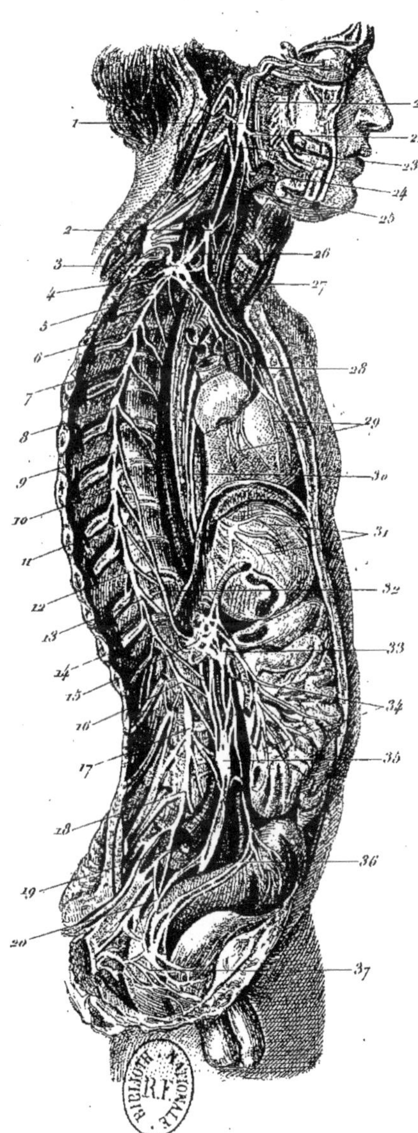

...eillé del. C. Carey et Gabriel sc.

PLANCHE XI.

Organes des sens.

Fig. 1. — APPAREIL OLFACTIF.

(Cette figure représente le côté externe de la narine gauche.)

1. Cornet inférieur. — 2. Méat inférieur. — 3. Cornet moyen. — 4. Méat moyen. — 5. Cornet supérieur. — 6. Méat supérieur — 7. Nerf olfactif, dont les ramifications se répandent dans la muqueuse olfactive. — 8. Canal nasal, dont on a enlevé une partie de la paroi externe pour en faire voir l'intérieur. — 9. Ouverture gutturale de la trompe d'Eustache.

Fig. 2. — APPAREIL VISUEL : OEIL VU DE FACE.

1. Membrane muqueuse ou Conjonctive. — 2. Cornée. — 3. Pupille, formée par l'iris dont on voit les fibres rayonnantes. — 4. Caroncule lacrymale. — 5. Membrane clignotante. — 6 et 7. Points lacrymaux.

Fig. 3. — APPAREIL VISUEL : MUSCLES DE L'OEIL.

(La moitié externe de l'orbite droit est enlevée afin de mettre ces muscles à découvert.)

1. Muscle droit supérieur. — 2. Muscle droit externe. — 3. Muscle droit inférieur. — 4. Muscle petit oblique. Le grand oblique n'est point visible sur cette figure, mais on voit sa portion réfléchie dans la figure 5. — 5. Muscle élévateur de la paupière supérieure. — 6. Membrane conjonctive. — 7. Sclérotique non recouverte par la conjonctive.

Fig. 4. — APPAREIL VISUEL : INTÉRIEUR DE L'OEIL.

(Œil considérablement grossi, coupé verticalement par la moitié.)

1. Sclérotique. — 2. Choroïde. — 3. Ligament ciliaire, continuant la choroïde en avant. — 4. Procès ciliaires, continuant la choroïde en arrière. — 5. Rétine. — 6. Membrane hyaloïde. — 7. Corps vitré. — 8. Cornée. — 9. Iris. — 10. Chambre antérieure. — 11. Chambre postérieure. — 12. Cristallin. — 13. Division de la membrane hyaloïde en deux lames qui enveloppent le cristallin. — 14. Canal goudronné ou de Petit. — 15. Nerf optique. — 16. Artère centrale de la rétine. — 17. Canal hyaloïdien.

Fig. 5. — APPAREIL DE SÉCRÉTION LACRYMALE.

(L'œil est dans sa cavité orbitaire dépouillée de parties molles. Les paupières sont enlevées, mais les conduits lacrymaux et le sac lacrymal sont représentés.)

1. Glande lacrymale. — 2. Point et conduit lacrymaux supérieurs. — 3. Point et conduit lacrymaux inférieurs. — 4. Sac lacrymal. — 5. Poulie de réflexion du muscle grand oblique.

Fig. 1.

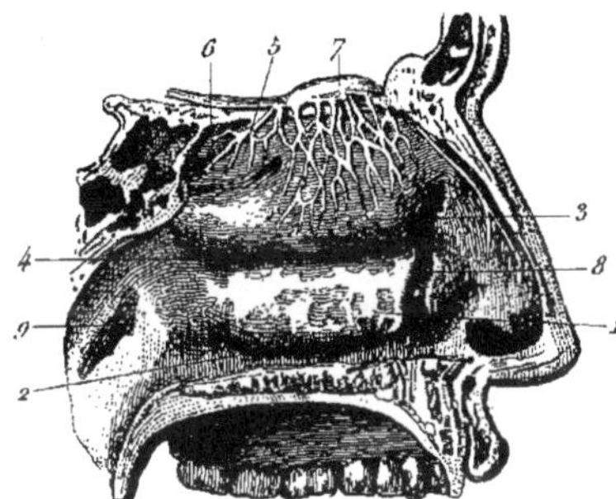

Fig. 2.

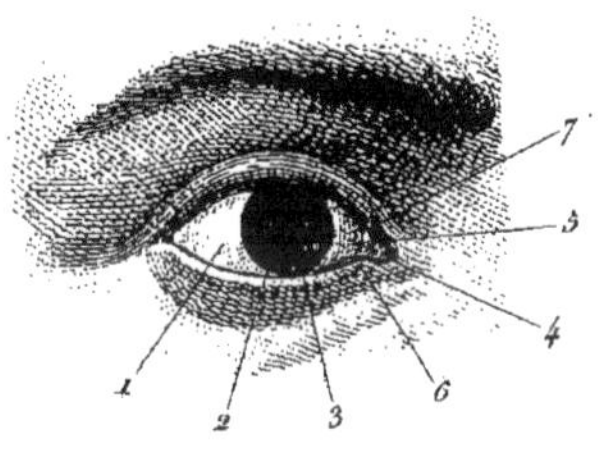

Fig. 4.

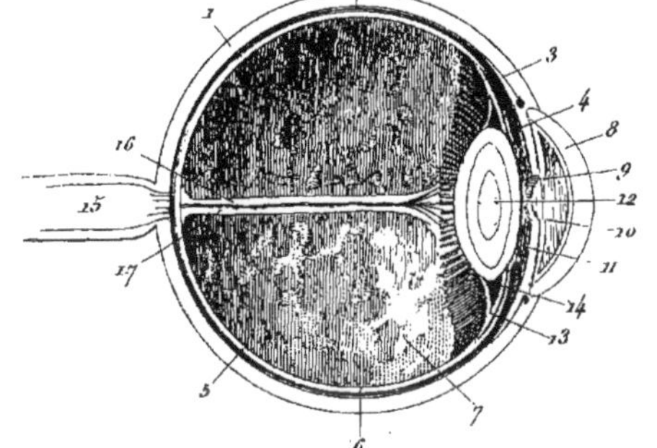

Fig. 5.

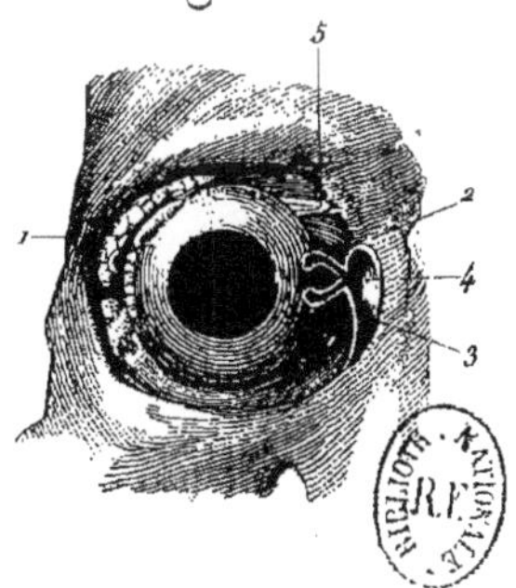

Fig. 3.

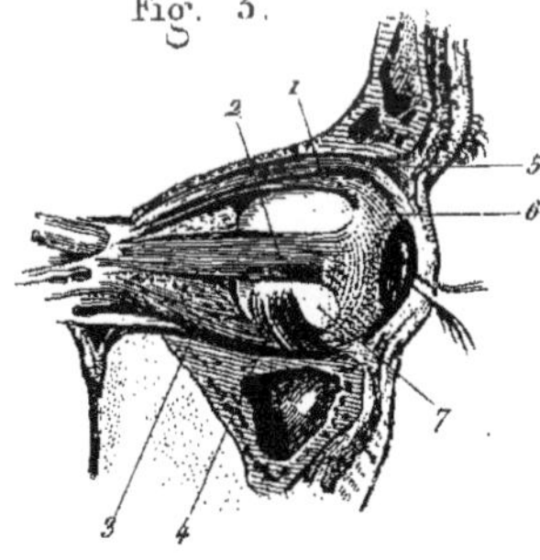

...llé del. C. Carey et Gabriel sc.

PLANCHE XII.

Organes des sens.

Fig. 1. — APPAREIL AUDITIF : OREILLE EXTERNE.

(Cette figure représente le conduit auditif externe et la trompe d'Eustache.)

1. Conduit auditif externe.—2. Membrane du tympan.—3. Trompe d'Eustache.—4. Ouverture gutturale de la trompe —5. Artère carotide interne.

Fig. 1 *bis*. — APPAREIL AUDITIF : OREILLE INTERNE.

(Cette figure représente l'os temporal dont on a enlevé la portion qui fait partie de la base du crâne, afin de mettre en évidence les objets ci-dessous désignés)

1. Nerf auditif.—2. Nerf facial coupé pour ne pas cacher le limaçon. —2. *bis*. Le même après sa section.—3. Canaux demi-circulaires.—4. Limaçon —5 Rocher.—6. Apophyse zygomatique.—7. Artère carotide interne, entrant dans le crâne par le canal carotidien.

Fig. 2. — APPAREIL GUSTATEUR : LA LANGUE.

(Les papilles de la langue sont grossies.

1 Papilles coniques.—2, 2. Lignes formées par les papilles filiformes.—3. Papilles calicinées disposées en V.—5. Glandules de la base de la langue —6. Ligaments glosso-épiglottiques.

Fig. 3. — APPAREIL TACTILE : LA PEAU.

(Structure de la peau étudiée au microscope, d'après Breschet.)

1. Derme.—2. Épiderme, disposé par couches. — 4. Papilles disposées par paires formant les lignes de la peau.—4. Nerfs d'une papille. — 5. Conduit sudorifère se dégageant entre deux papilles. — 6. Glande et conduit sudorifères vus en entier.—7. Glande et conduit épidermiques : le conduit s'ouvre dans le sillon intermédiaire aux paires des papilles.—8. Appareil de sécrétion de la matière colorante de la peau, terminé par une foule de petits conduits.—9. Vaisseaux absorbants.—10, 10. Vaisseaux sanguins.

Fig. 4.—SYSTÈME PILEUX.

(Coupe verticale d'un poil de la bajoue d'un bœuf, d'après Gauthier.)

1. Membrane du follicule.—2. Vaisseau s'introduisant dans le fol licule par son orifice.—3. Le même, descendant pour aller à la base du poil.—4. La cavité du poil, dont la base repose sur un petit corps conoïde rougeâtre. – 5. Racine du follicule formée par des filets nerveux.—6. Poil.—7. Petits poils —8, 8. Follicules sébacés qui garnissent l'entrée du bulbe des poils.

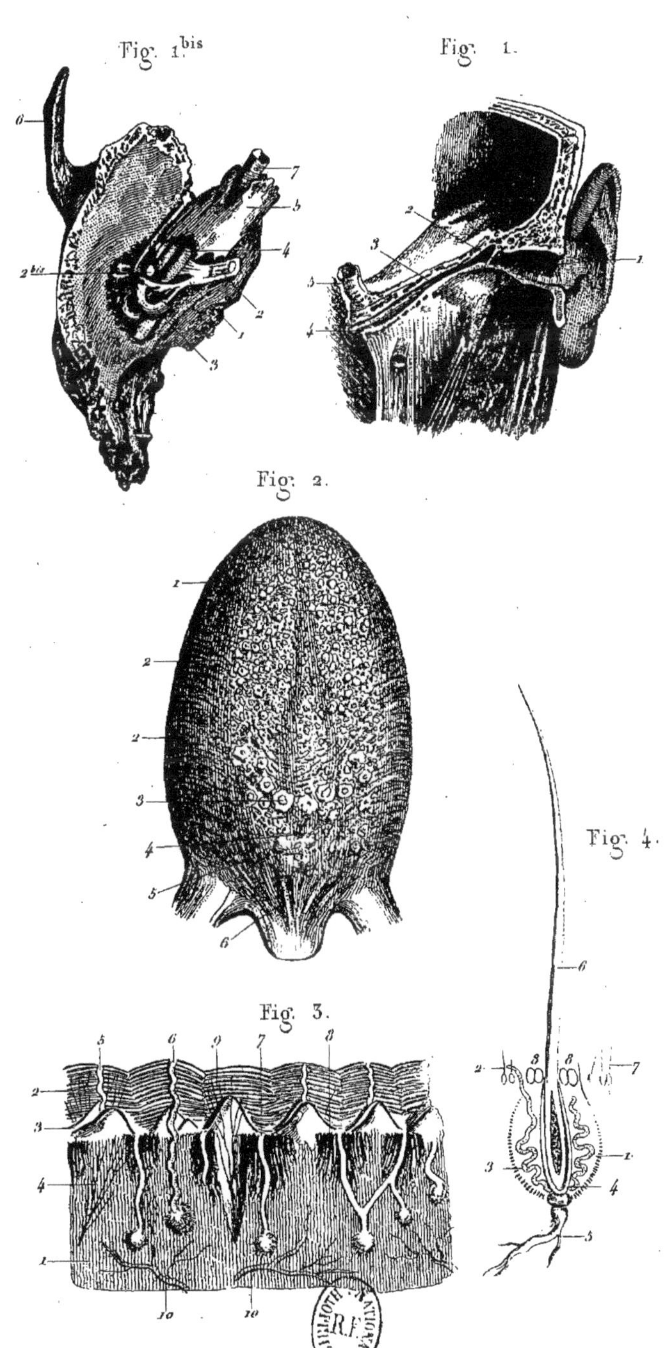

...li del. C. Carey et Gabriel sc.

PLANCHE XIII.

Appareils de la digestion et de la sécrétion biliaire.

TUBE INTESTINAL ET FOIE.

(Une portion de la paroi antérieure de l'estomac et presque toute celle du duodénum sont enlevées afin de montrer l'intérieur de ces viscères. Le foie est relevé pour faire voir la vésicule biliaire et le canal cholédoque.)

1. Œsophage. — 2. Estomac. — 3. Intérieur de l'estomac. — 4. Valvule du pylore. – 5. Vue intérieure du duodénum. — 6, 6, 6, 6. Intestin grêle. — 7. Cœcum, offrant *a* l'appendice cœcale. — 8. Colon ascendant. — 9. Colon transverse. — 10. Colon descendant. — 11. L'S du colon. — 12. Rectum. — 13. Anus.

a. Foie. — *b*. Vésicule biliaire. — *c*. Conduit cystique, — *d*. Canal hépatique. — *e*. Canal cholédoque. — *f*. Ouverture du canal cholédoque dans le duodénum. — *g*. Ligament suspenseur du foie.

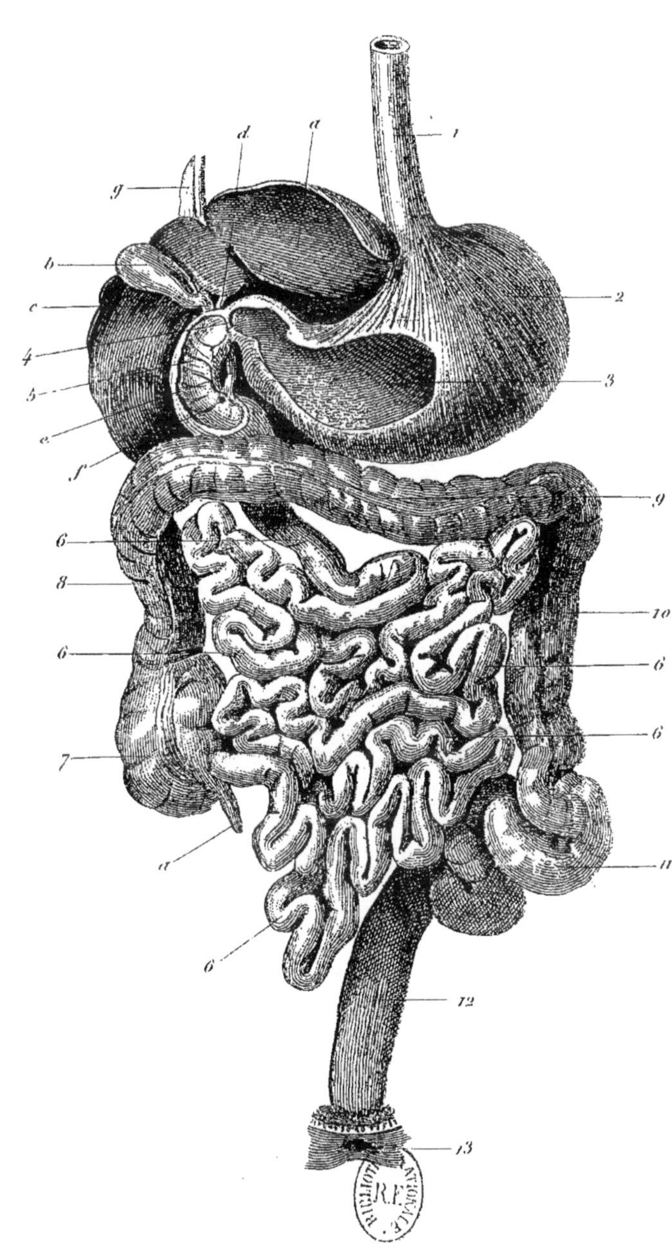

ille del. C. Carey et Gabriel sc.

PLANCHE XIV.

Cadavre ouvert.

POSITION RESPECTIVE DES PRINCIPVUX VISCÈRES.

(La voûte du crâne étant enlevée, on voit le cerveau recouvert par la dure-mère du côté gauche, par l'arachnoïde du côté droit. Les parois de la poitrine et du ventre étant ôtées, on aperçoit, dans leur position normale, les poumons et le cœur, le foie, l'estomac, et les intestins sur lesquels flotte l'épiploon.)

1. Hémisphère gauche du cerveau recouvert par la dure-mère. — 2. Hémisphère droit recouvert par la pie-mère et l'arachnoïde, qui dessinent les circonvolutions. — 3. Sinus veineux longitudinal. — 4. Dure-mère détachée et renversée.—5. Poumon gauche. — 5. *bis*. Poumon droit. — 6. Péricarde enveloppant le cœur. — 7, 7. Débris de la plèvre, qui a été enlevée. — 8. Médiastin antérieur, mis à découvert par l'enlèvement du sternum dont on voit encore l'extrémité inférieure. — 9. Diaphragme. — 10. Foie. — 11. Estomac. — 12. Epiploon. —13. Intestin grêle. — 14. Colon. — 15. Vessie. — 16, 16. Débris du péritoine, qui a été enlevé.

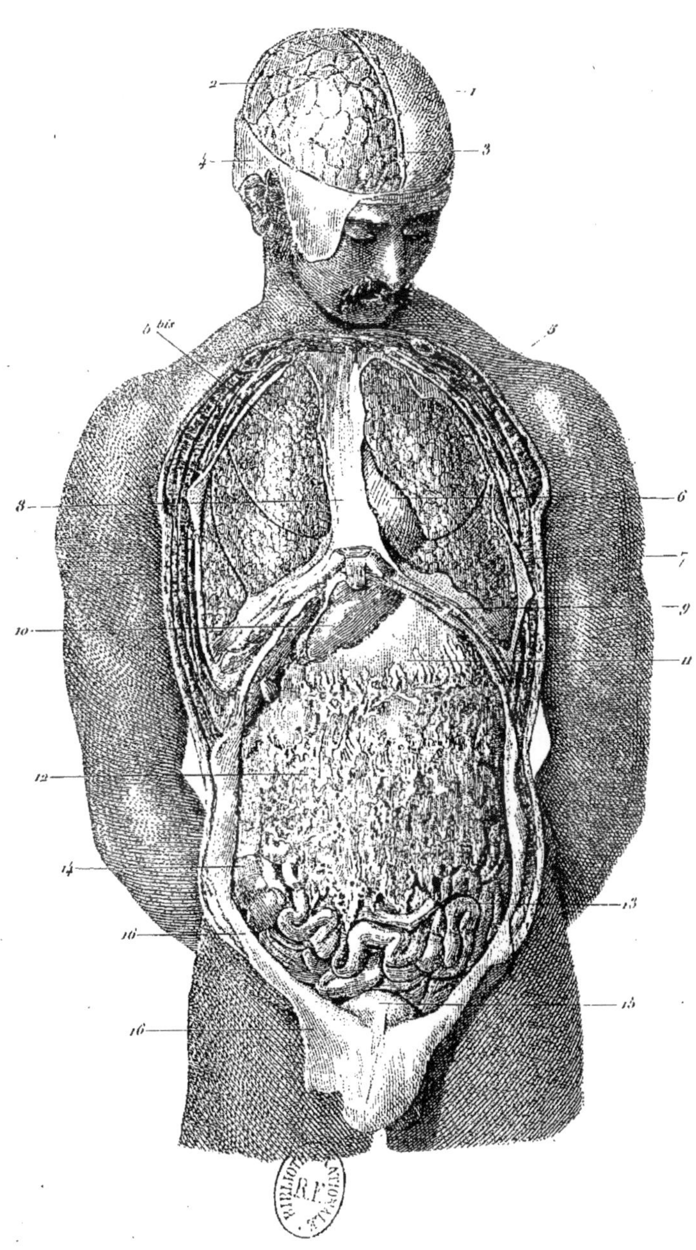

ille del. C. Carey et Gabriel sc.

PLANCHE XV.

Appareils de la respiration et de la circulation.

Fig 1. — POUMONS, COEUR ET GROS VAISSEAUX.

(Disposition respective de ces organes. Les poumons, qui doivent cacher en avant le cœur presque tout entier, sont écartés au moyen de deux érignes pour découvrir l'organe central de la circulation.)

1. Trachée-artère : les bronches, qu'elle forme en se divisant, sont cachées par les vaisseaux. — 2. Poumon droit. — 3. Poumon gauche. — 4. Cœur. — 5. Veine cave supérieure, formée par *vs*, *vs*, les veines sous-clavières, et *vj*, *vj*, les veines jugulaires. — 5 *bis*. Veine cave inférieure. Les deux veines caves aboutissent à *od*, l'oreillette droite, laquelle communique avec *vd*, le ventricule droit. — 6. Artère pulmonaire, naissant du ventricule droit et se subdivisant dans les poumons. — 7, 7. Veines pulmonaires, se rendant à *og*, l'oreillette gauche, qui communique avec *vg*, le ventricule gauche. — 8. Artère aorte, naissant du ventricule gauche et fournissant, à sa crosse: *bc* l'artère brachio-céphalique, laquelle se divise presque aussitôt en : *as*, artère sous-clavière, et *ac*, artère carotide; *ac'*, artère carotide gauche; *as'*, artère sous-clavière gauche. — 9. Aorte descendante.

Fig. 2. — ORGANE CENTRAL DE LA CIRCULATION, OU COEUR.

(Le cœur est coupé perpendiculairement par la moitié. On voit l'intérieur des oreillettes et des ventricules. L'artère pulmonaire et l'aorte sont ménagées.)

1. Veine cave supérieure. — 2. Intérieur de l'oreillette droite. — 3. Intérieur du ventricule droit. — 4. Artère pulmonaire. — 5, 5. Veines pulmonaires. — 6. Intérieur de l'oreillette gauche. — 7. Intérieur du ventricule gauche. — 8. Aorte. — 9. Tronc brachio-céphalique — 10. Artère carotide gauche. — 11. Artère sous-clavière.

Fig. 3. — CAVITÉS DU COEUR.

(On ne voit que la moitié postérieure et interne du cœur.)

1. Oreillette droite. — 2. Ventricule droit. — 3. Oreillette gauche. — 4. Ventricule gauche. — 5. Cloison inter-auriculaire. — 6. Cloison inter-ventriculaire. — 7. Orifice auriculo-ventriculaire droit. — 8. Orifice auriculo-ventriculaire gauche.

Fig. 1.

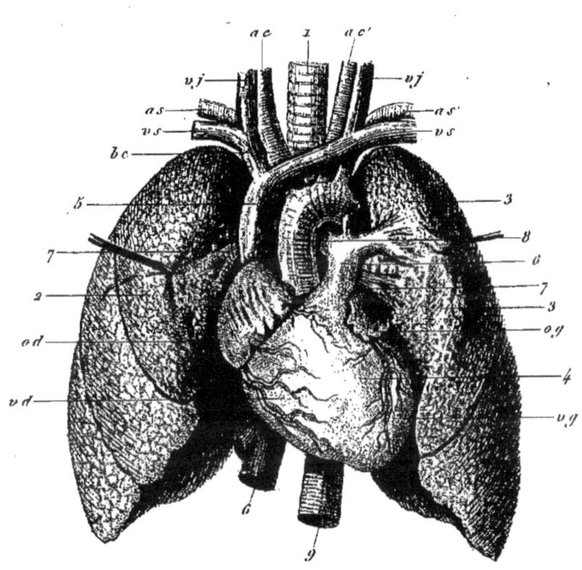

Fig. 3.

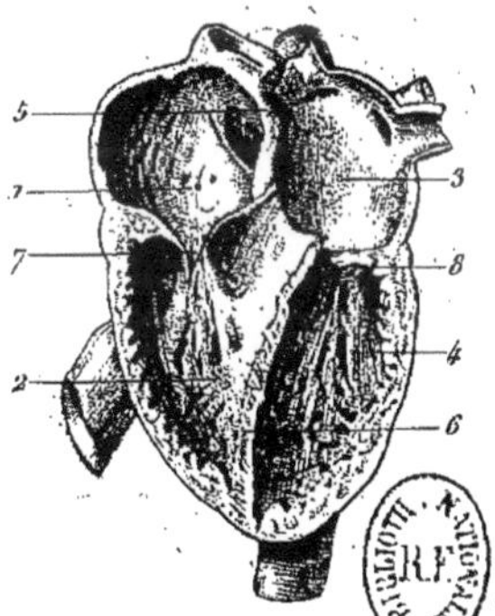

Fig. 2.

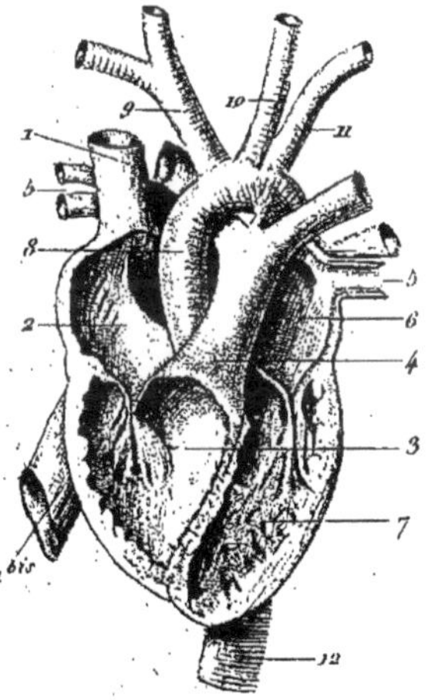

PLANCHE XVI.

Système artériel.

ARTÈRES VUES DANS LEUR ENSEMBLE.

(Sur cette figure, les artères principales sont seules représentées. Mais il faut admettre, par la pensée, des divisions et subdivisions sans nombre de ces vaisseaux.)

1. Aorte, formant la crosse. — 2. Artère ou tronc brachio-céphalique. — 3. Carotide primitive droite naissant du tronc brachio-céphalique. — 4. Carotide primitive gauche naissant de la crosse de l'aorte. — 5. Carotide externe, fournissant : *a* la faciale, *b* la temporale, *c* l'occipitale. — 6. Carotide interne. — 7. Sous-clavière gauche naissant de l'aorte.—8. Vertébrale naissant de la sous-clavière. — 9. Axillaire. — 10. Humérale ou brachiale. — 11. Radiale. — 12. Cubitale. 13. Inter-osseuse. — 14. Arcade palmaire. — 15, 15. Intercostales, naissant de l'aorte descendante ou pectorale. — 16. Tronc cœliaque, duquel naissent : — 17. l'Hépatique ; — 18. la Coronaire stomachique ; — 19. la Splénique. — 20. Rénale. — 21. Mésentérique supérieure. — 21. Mésentérique inférieure. — 22. Lombaire. — 23. l'Uretère. — 24. Iliaque primitive. — 25. Iliaque externe. — 26. Iliaque interne. — 27. Circonflexe. — 28. Épigastrique. — 29. Crurale sortant de l'anneau du même nom. — 30. Musculaire profonde. — 31. Point où la crurale traverse l'anneau du grand adducteur. — 32. Poplitée. — 33. Tibiale postérieure. — 34. Tibiale antérieure. — 35. Pédieuse.

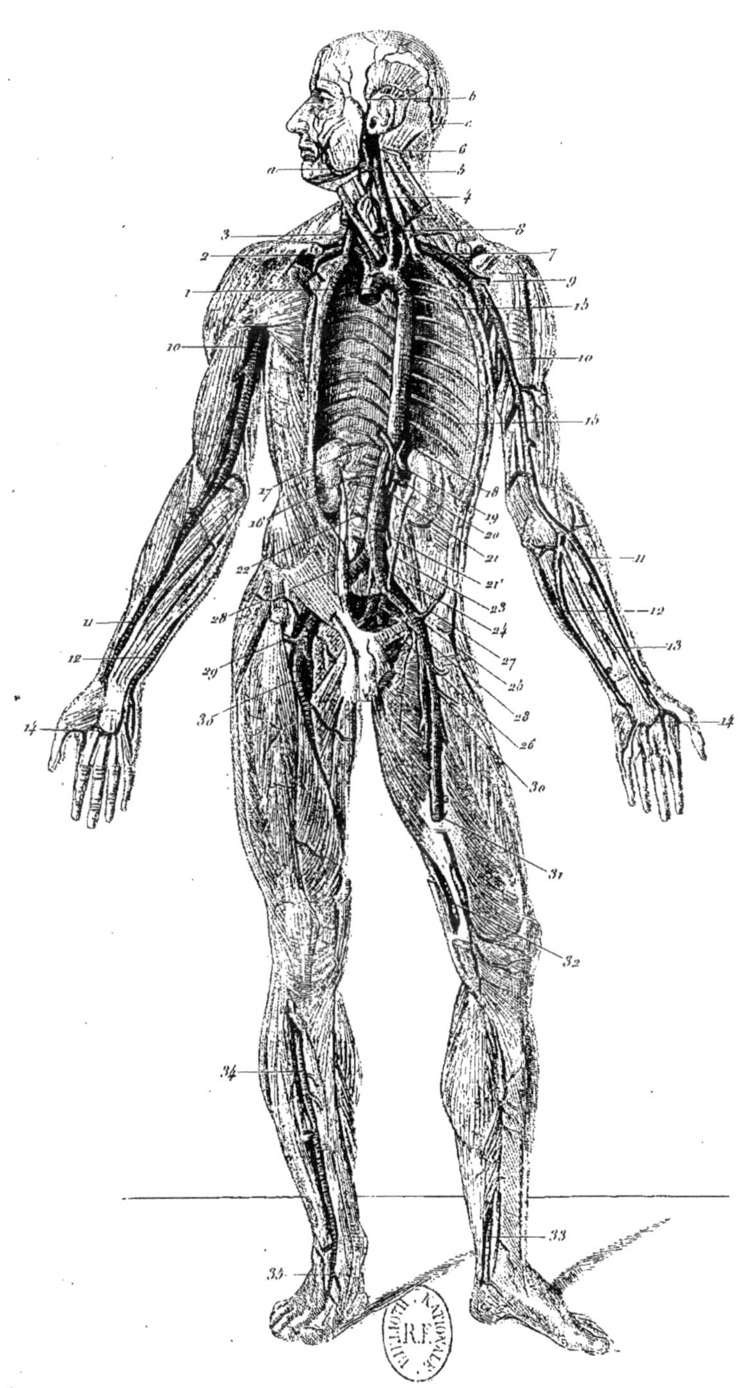

[...] del. C. Carey et Gabriel sc.

PLANCHE XVII.

Système veineux.

VEINES CONSIDÉRÉES DANS LEUR ENSEMBLE.

(Même remarque que pour les artères : il n'y a d'indiquées que les veines très apparentes.)

v c s. Veine cave supérieure. — *v c i.* Veine cave inférieure. — *v a.* Veine azygos, reliant les deux veines caves qui vont aboutir à l'oreillette droite du cœur. — *p a.* Petite veine azygos, se jetant dans la grande.

La veine cave supérieure résulte des veines suivantes :— 1. Temporales.— 2. Occipitales. — 3. Jugulaire externe. — 4. Jugulaire interne. — 5. Jugulaire antérieure.— 6. Thyroïdienne. — 7. Radiales. — 8. Cubitales. — 9. Médiane commune. — 10. Médiane céphalique. — 11. Médiane basilique. — 12. Céphalique. — 13. Basilique. — 14. Céphalique pénétrant dans la sous-clavière. — 15, 16, 17, 18. Veines profondes du bras, accompagnant les artères qui leur donnent leurs noms. — 19. Veine axillaire. — 20. Sous-clavière.

La veine cave inférieure résume toutes celles des parties inférieures:— 21. Pédieuse.— 22. Commencement de la saphène interne — 23 et 24. Saphène interne. — 25. Veines superficielles de la cuisse se jetant avec la saphène dans la crurale. — 26, 27, 28, 29. Veines satellites des artères de la jambe et de la cuisse. — 30. Veine crurale : — 31. Iliaque interne.— 32. Iliaque primitive. — 33. Rénale.

La grande veine azygos reçoit les intercostales du côté droit; la petite azygos reçoit les intercostales gauches.

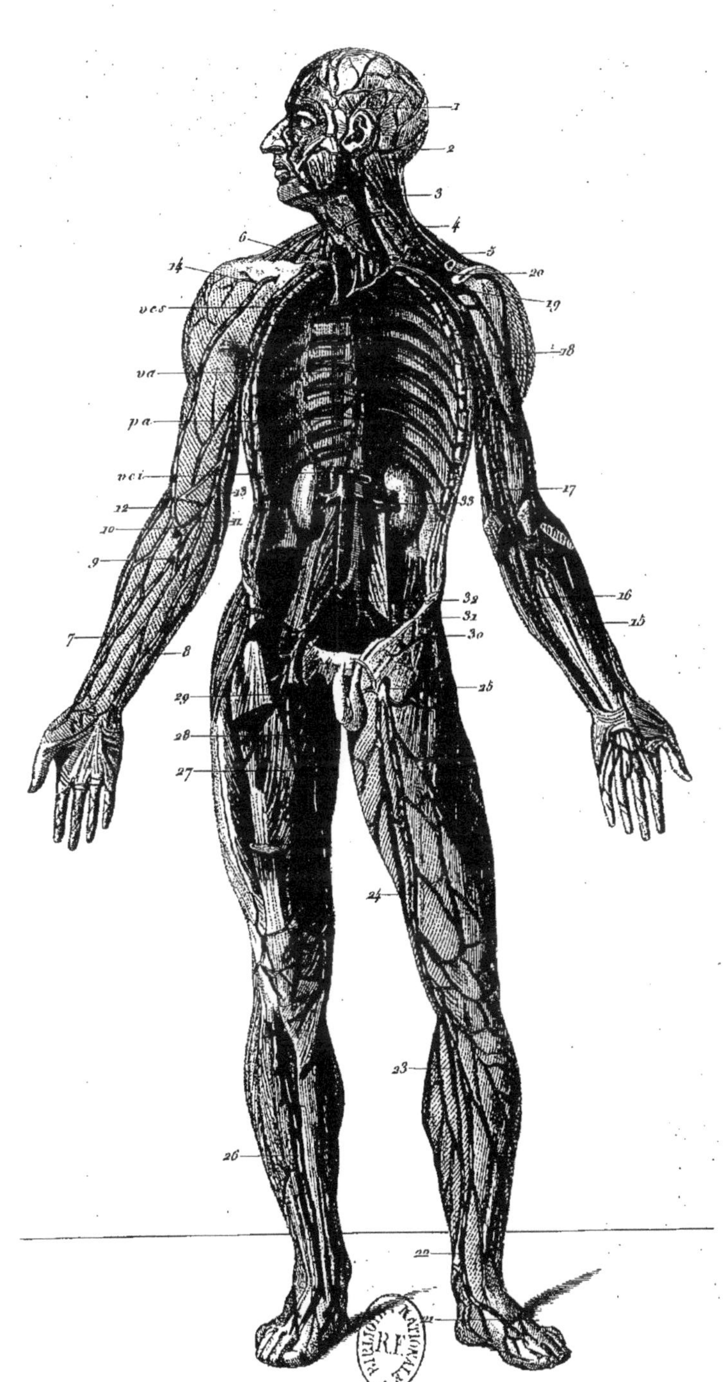

ê del.

C. Carey et Gabriel sc.

PLANCHE XVIII.

Système lymphatique.

VAISSEAUX ET GANGLIONS LYMPHATIQUES DANS LEUR ENSEMBLE.

(Il n'y a de représenté sur cette figure que ce qu'il faut pour donner une idée de la disposition générale du système. Il faut se figurer une immense quantité de petites lignes blanches, flexueuses, s'anastomosant mille fois en couvrant les organes.)

c t. Canal toracique. — *p c.* Petit canal thoracique ou Grande veine lymphatique. Ces deux troncs sont le résumé de tous les vaisseaux lymphatiques, dont ceux du bras droit, de la moitié droite du cou et de la tête, et du côté droit de la poitrine forment le petit canal thoracique ; les autres forment le canal thoracique proprement dit.

1. Vaisseaux et ganglions de la tête et du cou. — 2. Ganglions du cou. — 3. Lymphatiques superficiels de l'avant-bras. — 4. Lymphatiques superficiels du bras. — 5, 6. Lymphatiques profonds du membre supérieur. — 7. Ganglions axillaires. — 8, 9, 10. Lymphatiques superficiels du membre inférieur. — 11. Ganglions superficiels de l'aine. — 12, 13. Lymphatiques profonds du membre inférieur. — 14. Ganglions profonds de l'aine. — 15. Ganglions du tronc, auxquels aboutissent les lymphatiques des viscères du bas-ventre, etc.

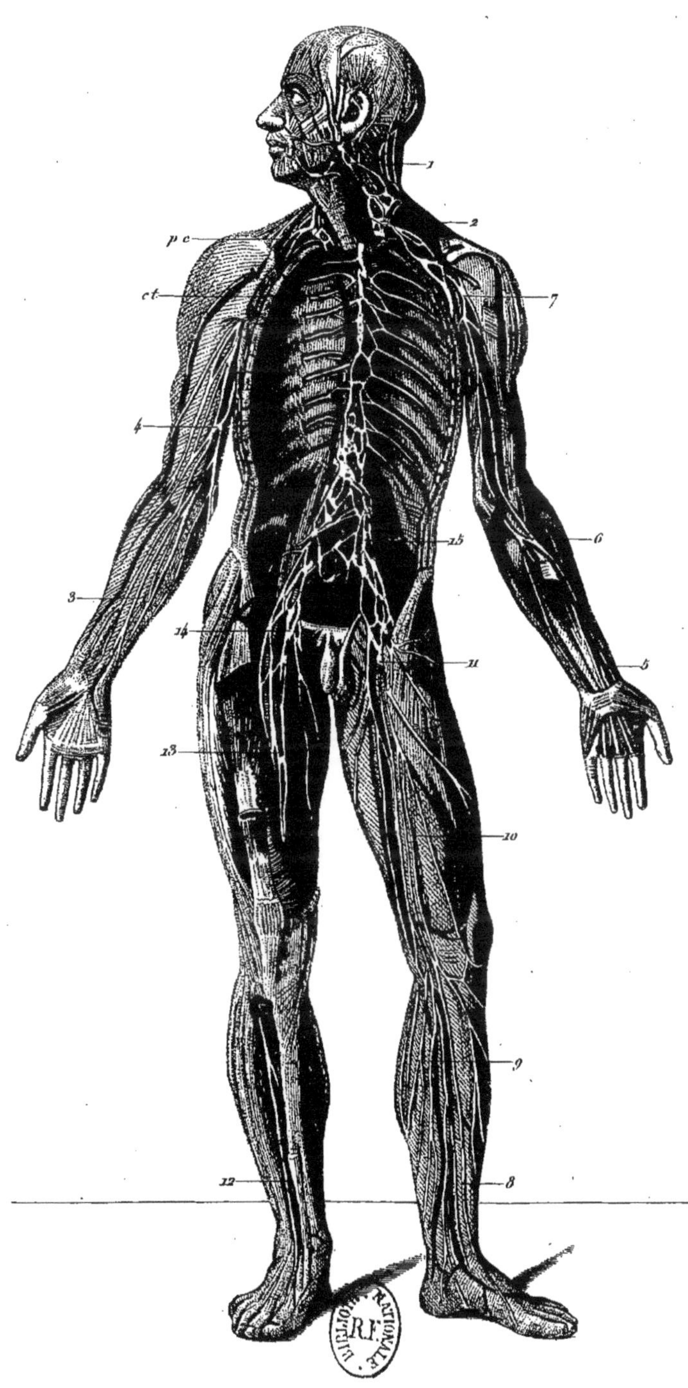

del. C. Carey et Gabriel sc.

PLANCHE XIX.

Appareils génito-urinaires.

Fig. 1. — APPAREIL GÉNITO-URINAIRE DE L'HOMME.

(Cette figure représente la moitié droite du bassin. La vessie et le rectum sont intacts, mais un côté du scrotum est enlevé, ainsi que le corps caverneux gauche jusqu'au gland. Le rein manque, pour compléter l'appareil urinaire.)

1. Uretère. — 2. Vessie. — 3. Cordon ligamenteux dû à l'ouraque oblitéré après la naissance. — 4. Testicule enveloppé de ses membranes propres. — 5. Cordon spermatique. — 6. Artère et veine spermatiques. — 7. Canal déférent. — 8. Vésicule séminale gauche. — 9. Prostate. — 10. Canal de l'urètre, dont la paroi externe est enlevée — 11. Verge. — 12. Cloison qui sépare les deux corps caverneux.

A. Intestin grêle. — B. Rectum. — C. Vaisseaux iliaques primitifs.

Fig. 2. — APPAREIL GÉNITO-URINAIRE DE LA FEMME.

(Moitié droite du bassin : La vessie, le vagin et le rectum sont divisés de haut en bas; la moitié du côté droit reste : on voit sa face interne.)

1. Vessie. — 2. Canal de l'urètre. — 3. Clitoris. — 4. Grande lèvre. — 5. Entrée du vagin. — 6. Cloison recto-vaginale. — 7. Cloison vésico-vaginale. — 8. Col de la matrice. — 9. Matrice. — 10. Trompes de Fallope. — 11. Ovaire droit.

Fig. 1

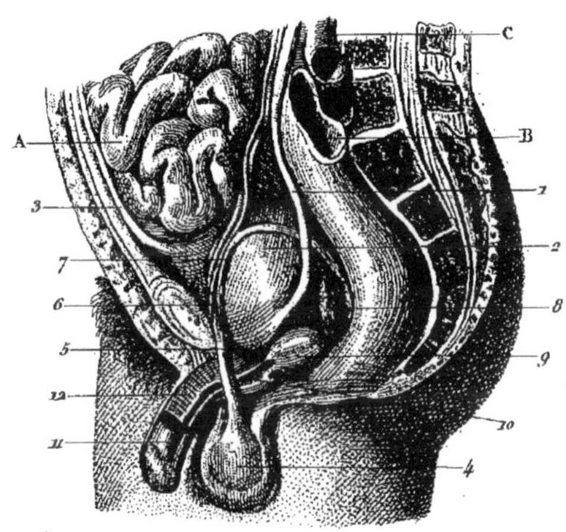

Fig. 2.

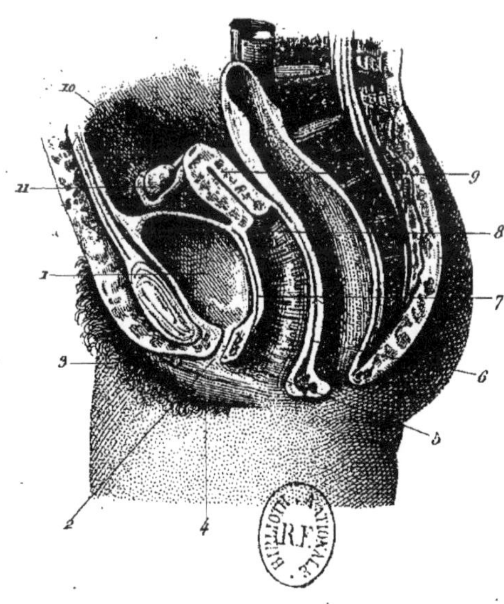

...llé del. Ch. Carey et Gabriel sc.

PLANCHE XX.

Anatomie du fœtus.

ORGANES DE LA CIRCULATION FOETALE.

(Nouveau-né avec son placenta. Les parois de la poitrine et du ventre sont enlevées; le foie est relevé au moyen d'une érigne. On voit le cœur et les poumons, l'aorte, les vaisseaux du cordon, les veines caves et la veine porte.)

1. Placenta (face fœtale) : *a*, partie recouverte par le chorion; *b*, partie privée du chorion pour faire voir les vaisseaux; *c*, débris des membranes de l'œuf. — 2, 2, 2. Racines de la veine ombilicale. — 3. Veine ombilicale. — 4. Ouverture ombilicale laissant passer les vaisseaux du cordon. — 5. Veine ombilicale se rendant au foie. — 6. Branche pénétrant dans cette glande. —7. Veine porte, s'anastomasant avec la veine ombilicale. — 8. Canal veineux. — 9. Point où le canal veineux se jette dans la veine cave inférieure. (La veine hépatique ne se voit point sur cette figure.)— 10. Oreillette droite du cœur. — 11. Artère pulmonaire: on voit le commencement des deux branches qu'elle envoie aux poumons et qui sont petites chez le fœtus. — 12. Canal artériel. — 13. Point où le canal artériel se jette dans l'aorte. — 14. Aorte abdominale. — 15. Division de l'aorte en iliaques primitives. — 16. Division de l'iliaque primitive en iliaque interne et iliaque externe, très peu développées dans le fœtus. — 17 et 18. Artères ombilicales, naissant de l'iliaque. — 19. Artères ombilicales formant le cordon avec la veine du même nom. — 20, 20, 20. Ramifications des artères ombilicales dans le placenta.

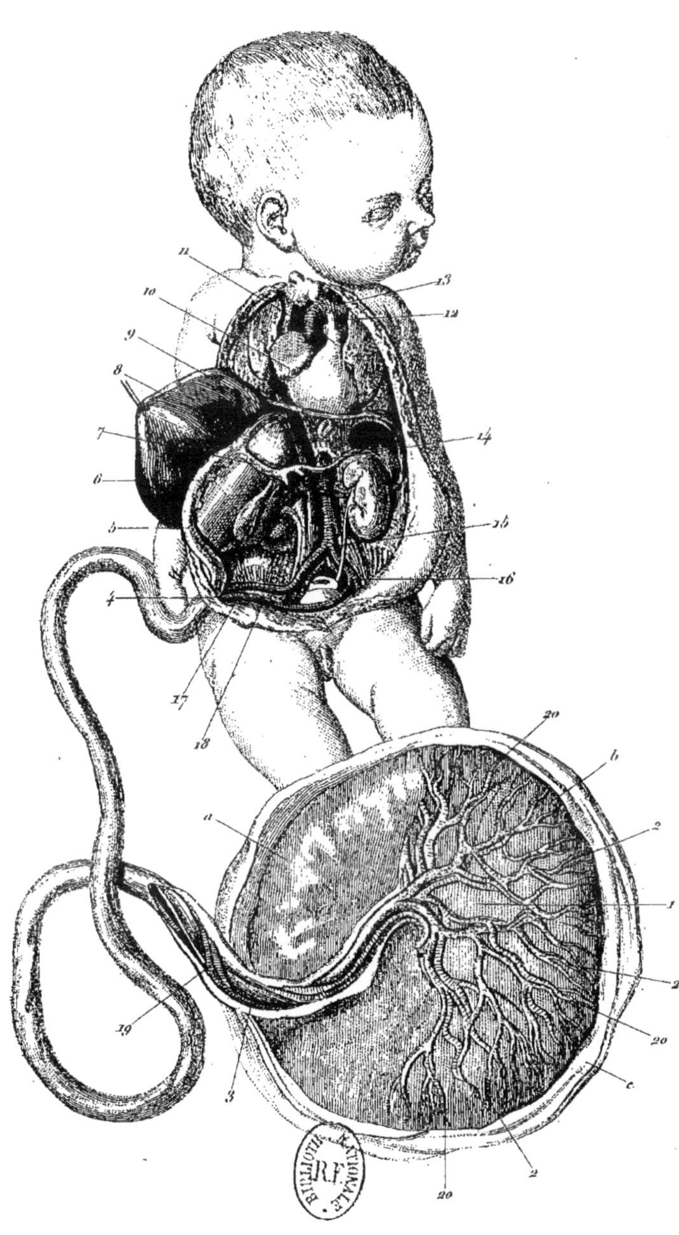

illé del. C. Carey et Gabriel sc.

www.ingramcontent.com/pod-product-compliance
Ingram Content Group UK Ltd.
Pitfield, Milton Keynes, MK11 3LW, UK
UKHW020212250726
13967UKWH00003B/1416